JN312830

健康寿命を延ばそう

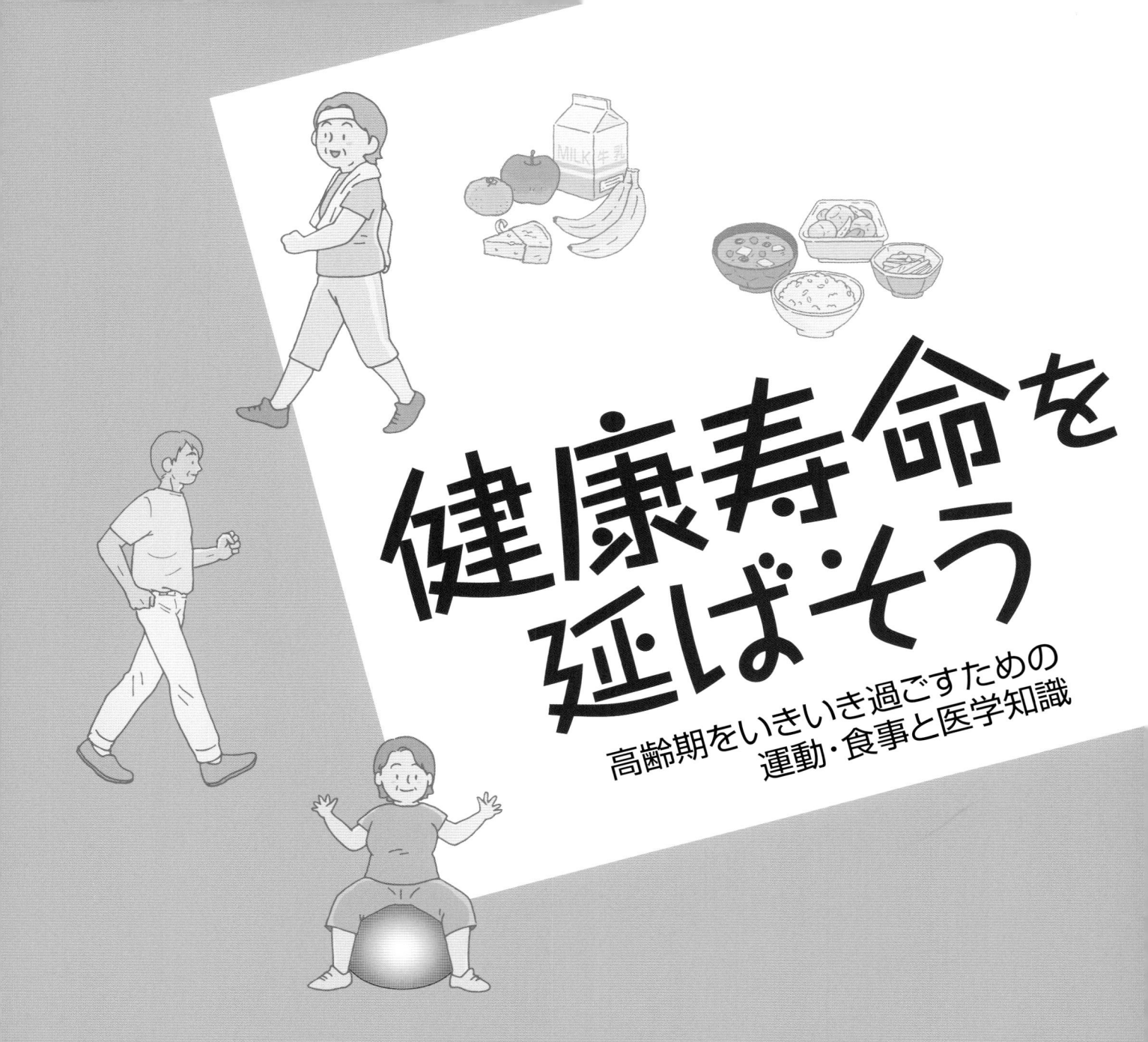

高齢期をいきいき過ごすための
運動・食事と医学知識

●監修者●
小林　修平

●編者●
NPO法人　日本健康運動指導士会

●著者●
片山幸太郎
鈴木　茂樹
高橋　邦子
照屋　浩司
鵯田佳津子

第一出版

監修者 小林　修平

人間総合科学大学人間科学部健康栄養学科学科長，
元国立健康・栄養研究所所長

編者 NPO法人　日本健康運動指導士会

著者（五十音順） 片山幸太郎

自衛隊中央病院歯科部長，
歯学博士，健康運動指導士

鈴木　茂樹

菱紙株式会社勤務，健康運動指導士，水泳A級教師（文部大臣認定），
安全水泳管理者（（社）日本スイミング協会認定）

高橋　邦子

東京都町田保健所生活環境安全課勤務，
管理栄養士，健康運動指導士，東京都介護支援専門員

照屋　浩司

杏林大学保健学部公衆衛生学教授，
医師，医学博士，健康運動指導士

鵤田　佳津子

京都大学高等教育研究開発推進機構非常勤講師，
健康運動指導士

監修のことば

　本書は日本健康運動指導士会が企画・編集する健康・運動シリーズの第4冊目となるもので，今回はわが国が高齢社会時代を迎えた昨今の情勢下，特にニーズの高い高齢者の健康寿命の延伸にかかわる日常の食事，運動とこれを支える医学の面から，現場の健康運動指導士や健康運動実践指導者が高齢者にアドバイスしていただくときの参考となるものとして企画されました。したがって，本シリーズの趣旨である「現場指導者自身による，現場指導者の目線から」という特徴が本書でも貫かれています。

　よく知られているようにわが国では世界に例を見ない速さで高齢化が進行しています。高齢者の健康上の特徴は第一に老化に伴うその罹病率の高さであり，それがこの年齢層にとって特に重要なQOLを低める一方，国や社会の個人の経済に大きな影をもたらしています。その結果，21世紀を迎えた現在のわが国ほど，健康づくりによる疾病の一次予防の重要性が広く認識された時期はかつてなかったといわれるくらいに，国民の関心も高まっています。

　高齢者の健康づくりにおける問題は，老化による感覚機能の低下—室内への引きこもり—運動不足—食欲の減退—栄養失調—老化の更なる促進—更なる諸機能低下—社会的コミュニケーションの減少—QOLの低下—更なる引きこもり，というような悪循環が起こりやすいことが指摘されています。この悪循環を断つ一つのポイントとして，運動の重要性があげられると思います。ではただでさえ動きにくくなったからだを，どのように運動を始めたらよいのか，そしてそれを支援する食事のあり方，体力測定のあり方が具体的な課題となります。本書は前半の主テーマとしてこの課題を扱っています。

　本書の後半では具体的にどのような運動を行ったらよいか，まず病気にならないからだづくりという立場での，いつでもどこでも始められる運動のやり方，さらに高齢者に多い慢性の疾患にかかっても行える，「からだに優しい」運動のやり方が解説されています。最後に高齢者のからだの特性に従った食生活の具体的なあり方についての解説が記述されています。一口に高齢者といっても，その老化の程度や健康状況，身体機能などは千変万化といわれるほど個人差があり，それがまた高齢者の健康づくりを難しくしている原因となっています。本書ではそのような多様な状況に対する現場の対応の助けになるとも思っています。

　現場の健康運動指導士や健康運動実践指導者，また高齢者自身が，なぜこのような運動や食生活の改善を行うのか，知識を高めておきたいといわれる方も少なくないでしょう。そのような方のために，特にPart 3が用意されています。そのような知識に裏打ちされた健康づくりは，さらに活力を持った，展望の広いものになるに違いありません。

　終わりに当たり，本書の記述を豊かにするためにご援助いただいた会員外の諸先生，ならびに本書の出版にご尽力くださった第一出版(株)石川秀次氏はじめ担当の各位に厚く御礼申し上げる次第です。

平成19年1月10日

人間総合科学大学人間科学部
健康栄養学科学科長　小林　修平

本書の特徴と使い方 ～著書からのメッセージ～

　日本においては高齢化が世界でも類をみない速度で進展しています。

　2000年には高齢化率は17.4%（5.7人に1人が65歳以上）でしたが，2020年には老年人口は3000万人を突破し，高齢化率は27.8%（3.6人に1人が65歳以上）になり，2040年には高齢化率は33.2%（3.0人に1人が65歳以上）になると推計されています。2000年度の日本の医療費は約30兆円でしたが，そのうちの1/3の約10兆円は70歳以上の高齢者で占められています。

　従来の医療制度，介護保険制度がこのままでは破綻をきたしてしまうため，大幅な改正が行なわれています。人間の寿命が延びるのはうれしいことですが，さらに健康でいきいきと過ごせる健康寿命を延ばしていく必要があります。

　すべての国民が健やかで心豊かに生活できる活力ある社会を目指して策定された，21世紀における国民健康づくり運動「健康日本21」計画も，中間評価がなされ，生活習慣病対策と介護予防対策を柱とした「健康フロンティア戦略」が平成17年度から始まりました。いずれも運動や食生活などの改善による生活習慣病予防に重点をおいた施策になっています。この本においても，実行しやすい運動や食事などをとりあげ，高齢期をいきいきと過ごすためのお手伝いをさせていただきたいと思います。

栄養と口腔ケア

　食事は概ね60歳代ぐらいまでは，高血圧，高脂血症，糖尿病などの生活習慣病予防に重点をおいた食事をこころがけるとよいでしょう。

　70歳代後半ぐらいになると食事を十分にとれないことによる低栄養に陥る方も見うけられますので，市販のお惣菜や加工食品などを適宜とり入れて，主食，主菜，副菜をそろえた食事を毎日とれるようにしましょう。この本では，お菓子だけで食事をすませてしまうようなことがないようにいろいろな工夫を載せてみました。

　また，口腔状態が食事のとり方に大きな影響を及ぼしますので，今回，歯を中心とする口腔ケアについても記載いたしました。ぜひお読みいただき，よい口腔状態で楽しく，おいしい食事をしていただきたいと思います。

運　動

　高齢になると足腰が衰え，歩行も困難になる方が多くなります。そうなる前から適切な運動が必要です。この度，「健康づくりのための運動基準2006」「健康づくりのための運動指針2006」が作成され，身体活動であれば，毎日8000～1万歩の歩行が一つの目安として示されました。これは60歳代の人までに適用されるものですが，70歳以上の方もこれを参考に，個々人の状況にあわせて身体活動を行なえば，生活習慣病予防にも介護予防にも有効であるといわれています。この本では，歩行が困難な方にもできるチェアエクササイズなどもとり上げていますので，ぜひ試してみてください。

1　この本は，高齢期をいきいきと過ごしたいと思っているすべての方に，おすすめする本です。

2　まだまだ元気だという方も，一度読んでみてください。

3　最近，だいぶ体力が衰えたという人もぜひ読んでください。

4　ご家族やまわりの方の健康状態がちょっと心配な方は，必ず読んでください。

5　この本を読んで，誰もが，いきいきとした高齢期を過ごせるようになるよう願っています。

著者一同

もくじ

監修のことば

本書の特徴と使い方

Part 1 体力測定編
- あなたの運動不足度をチェックしてみましょう ……… 4
- 体力測定を行って自分の体力を評価しよう ……… 6
- 体力測定の結果から体力バランスがわかります ……… 8

Part 2 理想の献立編
- 1日3回の食事に主食, 主菜, 副菜の3つをそろえて ……… 9
- 「食事バランスガイド」からわかる1日の食事量 ……… 12
- 栄養のバランスがよく, 理想的な1日の献立とは? ……… 14
- 誰にでも簡単にできる上手な毎日の食事のとり方 ……… 30

Part 3 健康の知識編
- まずは, 日本人の健康度について把握しよう ……… 32
- 生活習慣病の危険因子と予防対策とは? ……… 34
- 疫学研究からわかる長生きのヒント ……… 38
- 健康診断で生活習慣を見つめ直す ……… 40
- 健康寿命の延長を目的とした「健康日本21」 ……… 42
- 歯の健康は, 健康寿命の延長につながる! ……… 44
- 医学から延ばす健康寿命 ……… 48

Part 4 元気に運動編

- 健康でいるためには運動が必要です ……………………………………… 50
- 誰にも避けられない老化現象について考える ……………………… 52
- 体力を維持するために運動をしよう ……………………………………… 55
- いつでもどこでも1人でも気軽にできる運動から始めよう ………… 62

Part 5 疾病を伴う運動編

- 「持病があっても運動できる！」～自分自身の安全管理～ ………… 82
- 症状別「こんな動作を気をつけて運動しましょう」………………… 84
- 種目別「持病があってもできる運動」………………………………… 100
- 運動の賢い選び方と持続させるコツ ………………………………… 110
- 信頼できる医師と運動指導者があなたの味方です ………………… 112

Part 6 毎日の食事編

- 毎日の食事が健康の基本です ………………………………………… 114
- 高齢者の食生活で注意すること ……………………………………… 116
- 高齢者の食事の調理方法で注意すること …………………………… 118
- 食品を衛生的に管理するうえで注意すること ……………………… 120
- 食事の質を上げる「七つのチェックポイント」……………………… 122
- 「食事摂取基準」からわかる1日の栄養素量 ………………………… 134

参考文献 ………… 140
索引 ………………… 141

Part 1 ● 体力測定編
あなたの運動不足度をチェックしてみましょう

　適度な運動は，高血圧や糖尿病などの生活習慣病の予防や肥満の解消に効果があり，健康的にいきいき過ごすために必要なものです。次の12項目は運動不足を招いたり，運動不足の結果あらわれる事柄で，どれも日常の生活に起こりうるものです。あなたの日常生活には，運動不足につながる事柄がいくつ潜んでいるでしょうか？　さっそく，運動不足度をチェックしてみましょう。

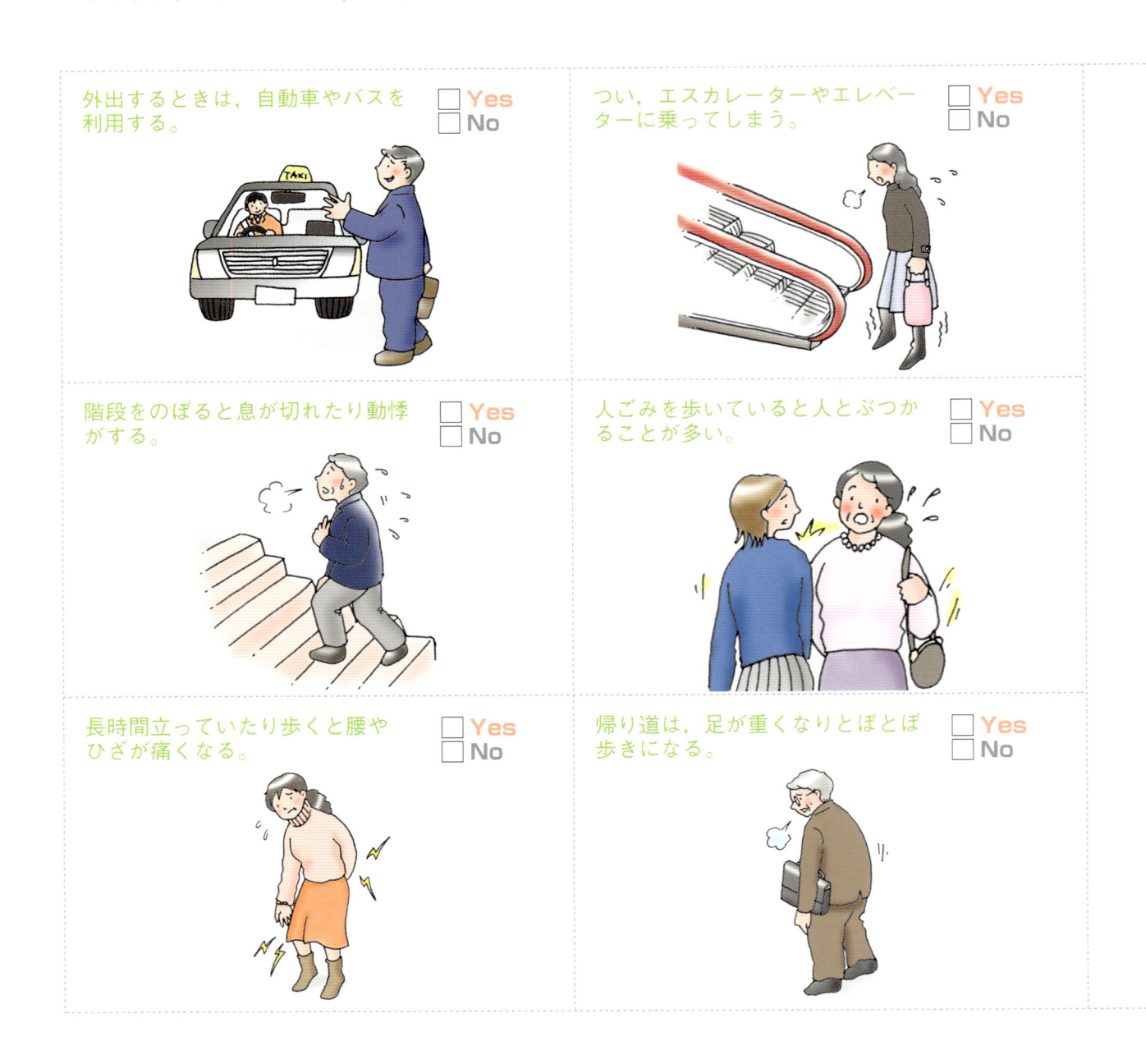

外出するときは，自動車やバスを利用する。	☐ Yes ☐ No
つい，エスカレーターやエレベーターに乗ってしまう。	☐ Yes ☐ No
階段をのぼると息が切れたり動悸がする。	☐ Yes ☐ No
人ごみを歩いていると人とぶつかることが多い。	☐ Yes ☐ No
長時間立っていたり歩くと腰やひざが痛くなる。	☐ Yes ☐ No
帰り道は，足が重くなりとぼとぼ歩きになる。	☐ Yes ☐ No

| 3~4 項目当てはまる | 運動不足の始まりです。 |

| 5~9 項目当てはまる | 運動不足です。さっそくからだを動かしましょう。 |

| 10 項目以上当てはまる | 要注意です。

まず健康診断を受けて，病気のないことを確かめ，体力に合った運動を心がけましょう。

| 休日は外出をせず，家の中でごろごろしている。 | ☐ Yes ☐ No |

| いすに座るとき，「よいしょ」などと声を出してしまう。 | ☐ Yes ☐ No |

| くつ下をはくとき，片足で立つとふらつくことがある。 | ☐ Yes ☐ No |

| 以前はいていたズボンやスカートがきつくなった。 | ☐ Yes ☐ No |

| ちょっとした仕事をするだけですぐに肩や腰がこる。 | ☐ Yes ☐ No |

| 運動をした翌日は，疲れが残って仕事にならない。 | ☐ Yes ☐ No |

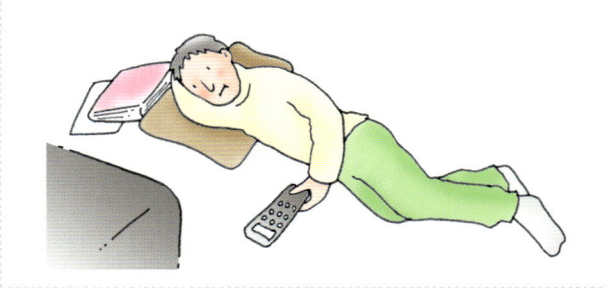

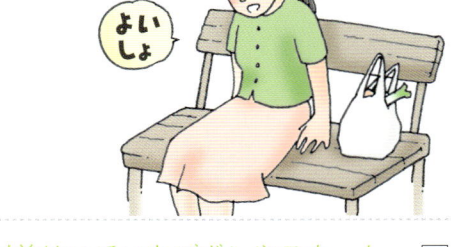

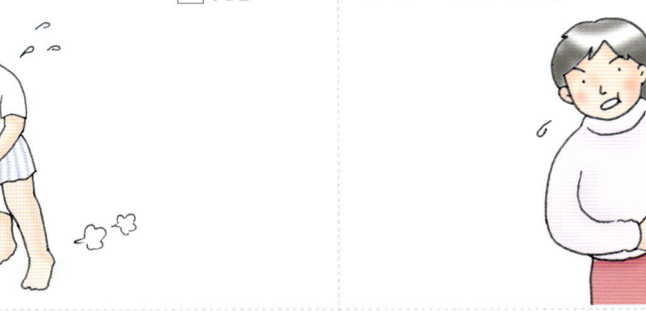

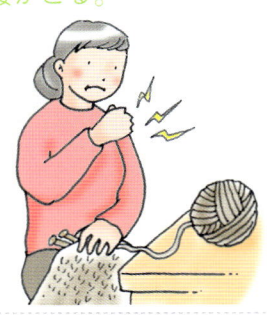

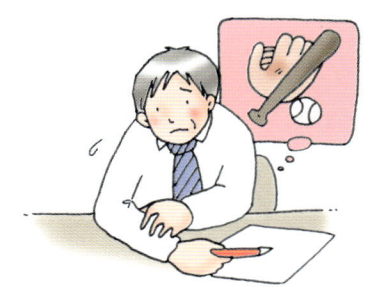

体力測定を行って自分の体力を評価しよう

　ここで紹介する体力測定は，筋力，柔軟性，平衡性，筋持久力，全身持久力を調べるもので，場所が狭くても実施できるものを選び手軽にできるようにアレンジをしたものです。実施する前には，必ずウォーミングアップ（62～64ページ）を行い，途中で気分が悪くなったらすぐに中止してください。測定結果は，8ページの得点表からグラフを作成し，ご自身の体力の現状を把握しましょう。

握力
握力計を力強く握ることで筋力がわかります。

測定方法
1. 握力計を左右2回ずつ力強く握る。
2. 左右それぞれで記録のよいほうを選び，左と右の値から平均値を出す。

用意するもの
スメドレー式握力計　　　　　kg

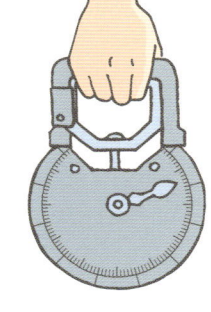

握力計の針がからだの外側になるように持ち，衣服に触れないように，力いっぱい握りしめる。

長座体前屈
前屈を行い前屈台の移動距離から柔軟性を測定します。

測定方法
1. 壁に背をつけ両足を箱（前屈台）の中に入れて，両手を箱の上にのせる。
2. 両手で箱を押しながらゆっくりと前屈を行う。2回行い，よいほうの記録をとる。

用意するもの
ダンボールの箱，メジャー　　　　　cm

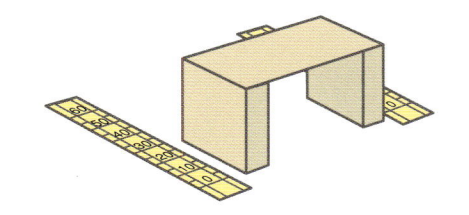

箱の手前の角をゼロにあわせて，図のような姿勢をとる。

ひざを曲げずに，腰が壁から離れないように前屈を行う。

ダンボールの箱などの下を切りぬき，足が入るようにする。

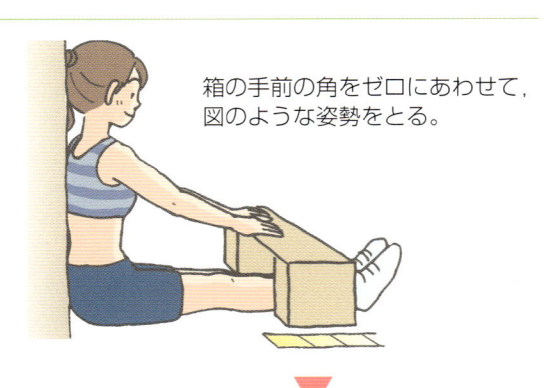

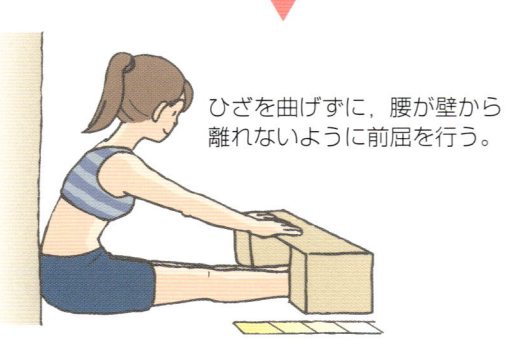

上体起こし

30秒間に何回起き上がれるかによって，腹筋の筋力，筋持久力がわかります。

測定方法
1. あお向けになり両手を胸の上におく。ひざは90度に曲げ，補助者に足を固定してもらう。
2. 両ひじが両ももにつくまで上体を起こし，ももについたらあお向けの姿勢に戻る。この動作が30秒間に何回できるかを測定する。

用意するもの
ストップウォッチ，マット

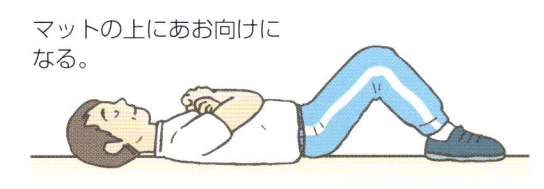

☐ 回

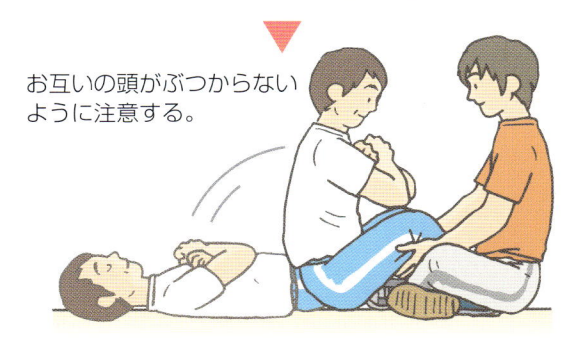

マットの上にあお向けになる。

お互いの頭がぶつからないように注意する。

開眼片足立ち

平衡性(バランス能力)を測定します。安全性を重視して開眼で行います。

測定方法
1. 素足になり，両手を腰にあてる。
2. 片足※を上げ，120秒を目標にその姿勢を維持する。足が床についたり，立っている足がずれたり，手が腰から離れたら終了とし，足を上げていた時間を記録する。

用意するもの
ストップウォッチ
※左右どちらの足でもよい。

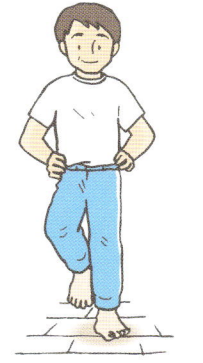

☐ 秒

両眼をあけて片足で姿勢を維持する。

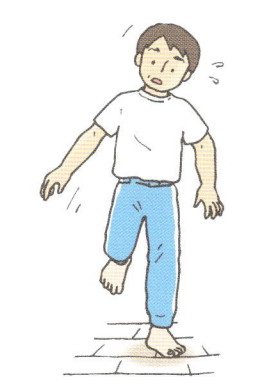

バランスをくずしたら終了とする。

6分間歩行

6分間の歩行距離から全身持久力がわかります。

測定方法
1. 10歩の距離を測定し，10で割って1歩の歩幅を求める。
2. 歩数計をつけて，普段の速さで6分間歩く。
3. 次の式に数値を当てはめ，6分間に歩いた距離を求める。

用意するもの
メジャー，歩数計
ストップウォッチ，電卓

10歩の距離÷10×6分間の歩数＝ ☐ m

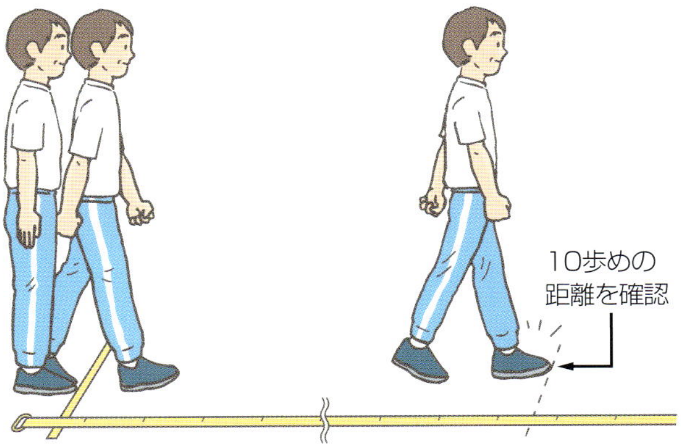

10歩めの距離を確認

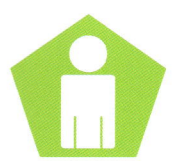

体力測定の結果から体力バランスがわかります

体力測定の結果はいかがでしたか？ 測定結果から下の表を使って得点を出してください。次に，右のグラフに当てはまる得点に点を記入し，それぞれの点を結んで五角形をつくりましょう。五角形が大きいほど体力があり，五角形の形が正五角形に近いほど体力のバランスがよいことがわかります。また，得点の高かったものはその体力を維持できるような運動を，得点の低かったものはその体力を向上できるような運動を行いましょう。運動についての詳しい解説は，50ページをご参照ください。

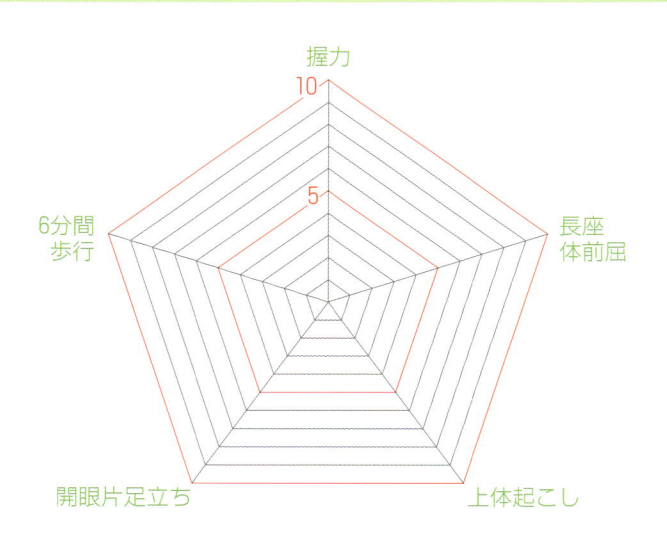

●男性

得点	握力	長座体前屈	上体起こし	開眼片足立ち	6分間歩行
10	49kg以上	56cm以上	21回以上	120秒以上	755m以上
9	45～48	51～55	19～20	73～119	695～754
8	42～44	46～50	16～18	46～72	645～694
7	39～41	41～45	14～15	31～45	595～644
6	36～38	36～40	12～13	21～30	550～594
5	32～35	31～35	10～11	15～20	510～549
4	29～31	26～30	7～9	10～14	470～509
3	25～28	21～25	4～6	7～9	430～469
2	22～24	14～20	1～3	5～6	390～429
1	21kg以下	13cm以下	0回	4秒以下	389m以下

●女性

得点	握力	長座体前屈	上体起こし	開眼片足立ち	6分間歩行
10	32kg以上	56cm以上	17回以上	120秒以上	690m以上
9	29～31	51～55	15～16	67～119	640～689
8	27～28	47～50	13～14	40～66	610～639
7	25～26	43～46	11～12	26～39	570～609
6	22～24	39～42	9～10	18～25	525～569
5	20～21	35～38	7～8	12～17	480～524
4	17～19	30～34	5～6	8～11	435～479
3	14～16	24～29	3～4	5～7	400～434
2	12～13	18～23	1～2	4	340～399
1	11kg以下	17cm以下	0回	3秒以下	339m以下

Part2 ● 理想の献立編
1日3回の食事に主食，主菜，副菜の3つをそろえて

　1日3回の食事を規則正しく食べることにより，生活にリズムが生まれ，エネルギーやたんぱく質だけではなく，ビタミンやミネラルも十分にとれるようになります。毎日の食事に主食・主菜・副菜を上手にそろえることにより，必然的にいろいろなはたらきをする食品をとることになり，バラエティに富んだ栄養バランスのよい食事をすることができます。また，毎回の食事には汁物や飲み物をつければ，水分を補給することができます。

　さらに，3回の食事ではとりにくい牛乳・乳製品，果物などは間食でとるようにするとよいでしょう。

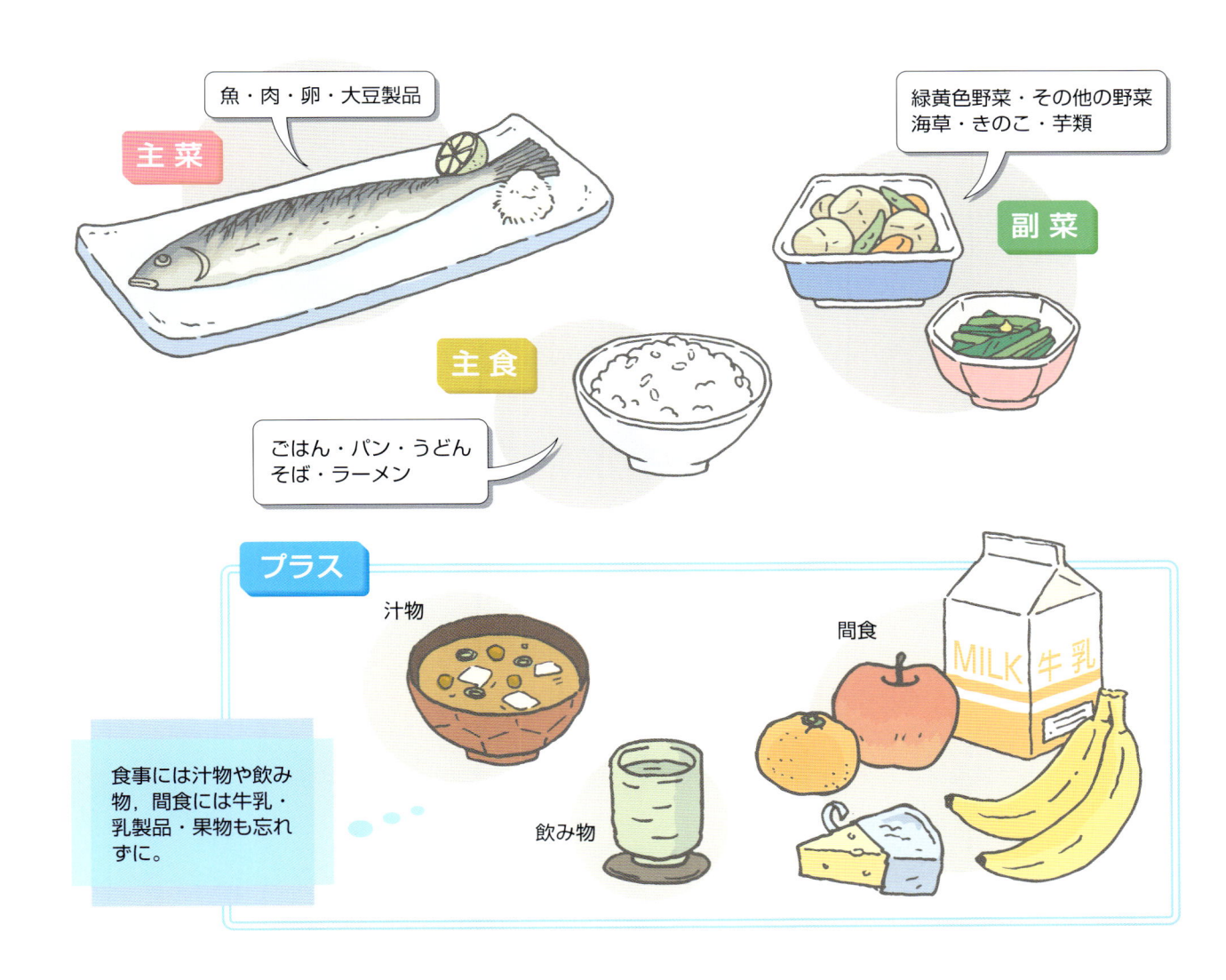

主菜：魚・肉・卵・大豆製品

副菜：緑黄色野菜・その他の野菜・海草・きのこ・芋類

主食：ごはん・パン・うどん・そば・ラーメン

プラス：汁物／飲み物／間食

食事には汁物や飲み物，間食には牛乳・乳製品・果物も忘れずに。

Part2 ● 理想の献立編

主食　エネルギーの供給源

ごはん，パン，麺類など，消化吸収しやすく効率のよいエネルギーの供給源です。毎食必ず食べましょう。

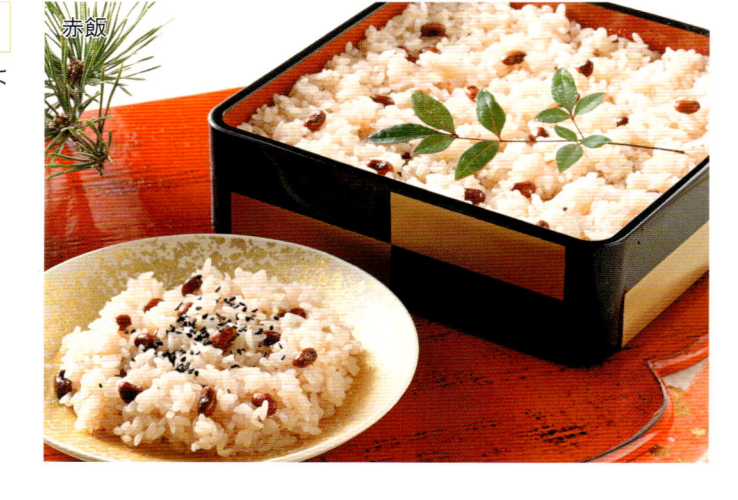

例　ごはん，赤飯，炊き込みごはん，そば，うどん，ラーメン，スパゲッティ，トースト，サンドイッチなど。

赤飯

主菜　良質なたんぱく質の供給源

献立の主体となる料理のことであり，良質なたんぱく質の主な供給源です。魚，肉，卵，大豆製品の中から毎食どれかを欠かさずに食べるようにしましょう。

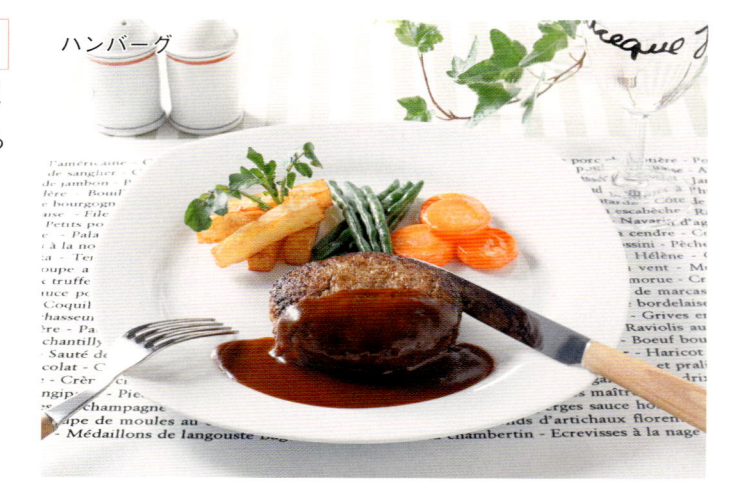

例　刺し身，焼き魚，煮魚，魚の味噌煮，焼き肉，ハンバーグ，いり卵，茶碗蒸し，冷奴，納豆など。

ハンバーグ

副菜　ビタミンやミネラルの供給源

主菜に添える野菜やいも類などを使った料理のことで，主菜に欠ける栄養素を補う，味を引き立てる，色彩・もり付けに豊かさを添えるなどのはたらきがあります。便秘がちの方には，食物繊維を多く含み，ビタミンやミネラルの供給源となる野菜類，特にほうれん草などの緑黄色野菜を十分にとるようにしましょう。

例　おひたし，和え物，サラダ，煮物，炒め物，酢の物，具だくさんの汁物（歯が弱い方は，茹でた青菜とすまし汁をミキサーにかけたものにとろみをつけて，すり流し汁としましょう）など。

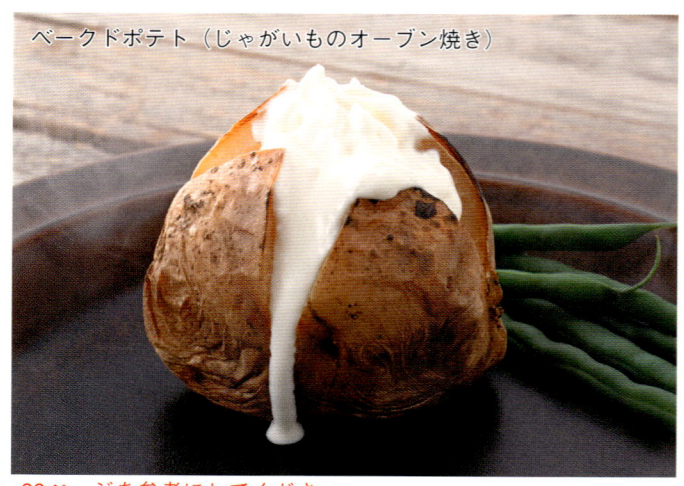

ベークドポテト（じゃがいものオーブン焼き）

※料理写真はとりわけて食べるものもあります。1人前の分量は12～29ページを参考にしてください。

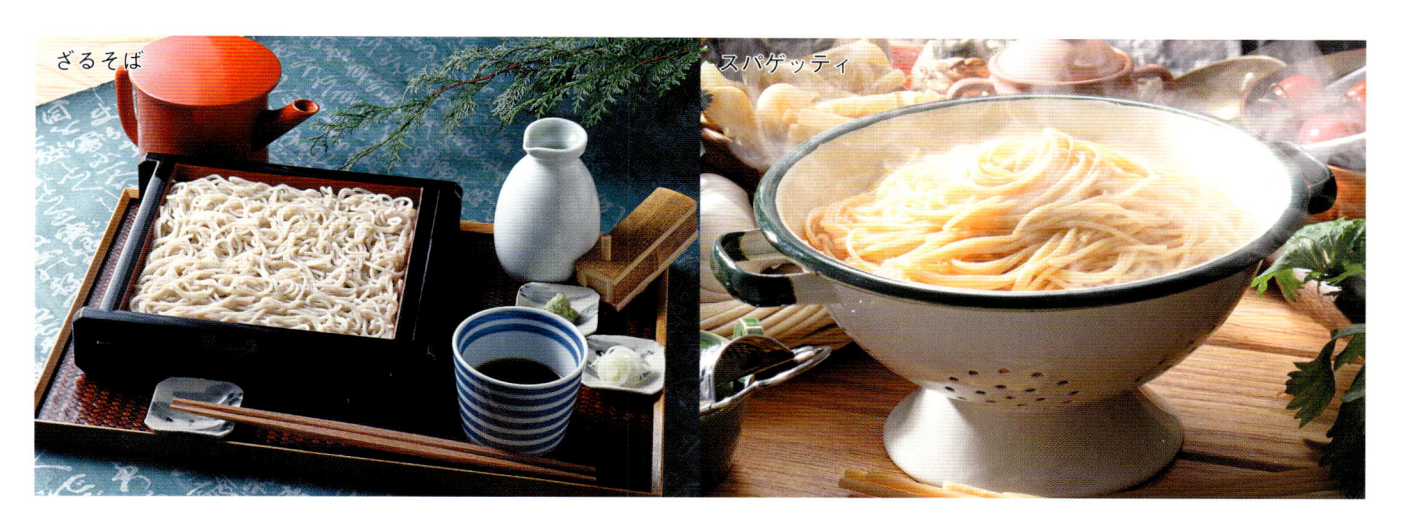

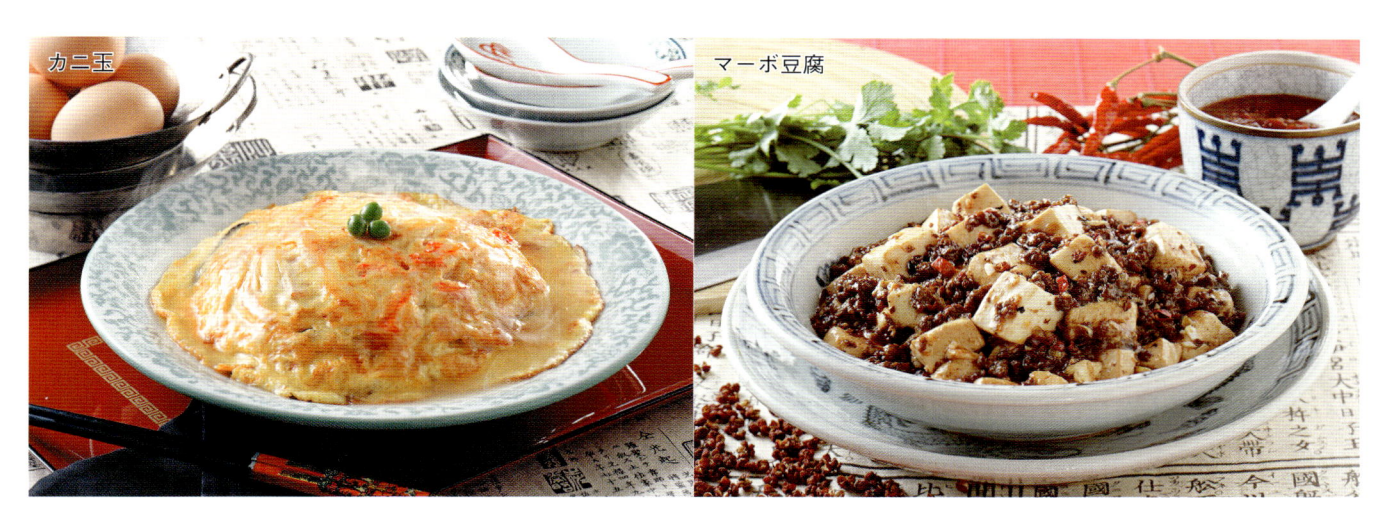

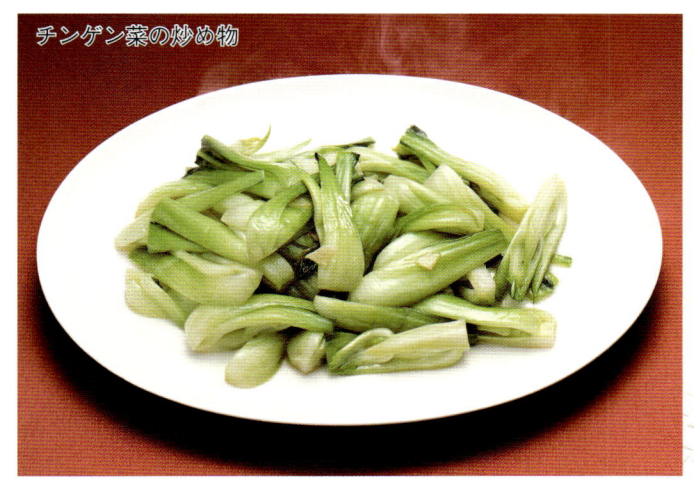

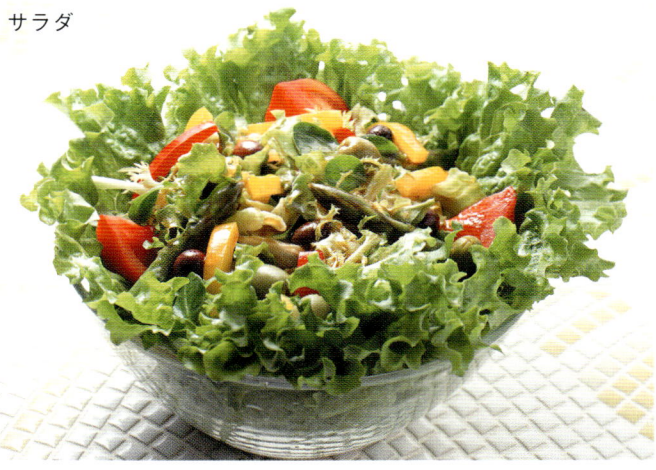

ざるそば	スパゲッティ
カニ玉	マーボ豆腐
チンゲン菜の炒め物	サラダ

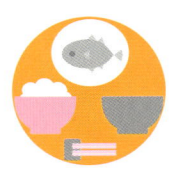

「食事バランスガイド」からわかる1日の食事量

毎日の食事をバランスよくとるには、平成17年6月に厚生労働省・農林水産省が策定した「食事バランスガイド」を活用するとよいでしょう。このガイドは、下の図のように「コマ」がイメージされていて、食事のバランスが悪くなると倒れてしまうことと同時に、コマを安定させるために運動（回転）をしなければならないことを表しています。コマの中身は、1日に摂取することが望まれる料理の総量が示されていて、料理は上から「主食」→「副菜」→「主菜」の順に並べられ、「牛乳・乳製品」と「果物」が並列となっています。1日に摂取する料理数〔単位：つ（SV）〕は、エネルギー必要量から決められます。下の表は、エネルギー必要量と、料理区分から摂取できる料理の数の目安です。なお、ご自身のエネルギー必要量は、134ページの「日本人の食事摂取基準」から確認しましょう。

エネルギー（kcal）	主食	副菜	主菜	牛乳・乳製品	果物
1600〜1800	4〜5つ	5〜6つ	3〜4つ	2つ	2つ
2000〜2400	5〜7つ	5〜6つ	3〜5つ	2つ	2つ
2600〜2800	7〜8つ	6〜7つ	4〜6つ	2〜3つ	2〜3つ

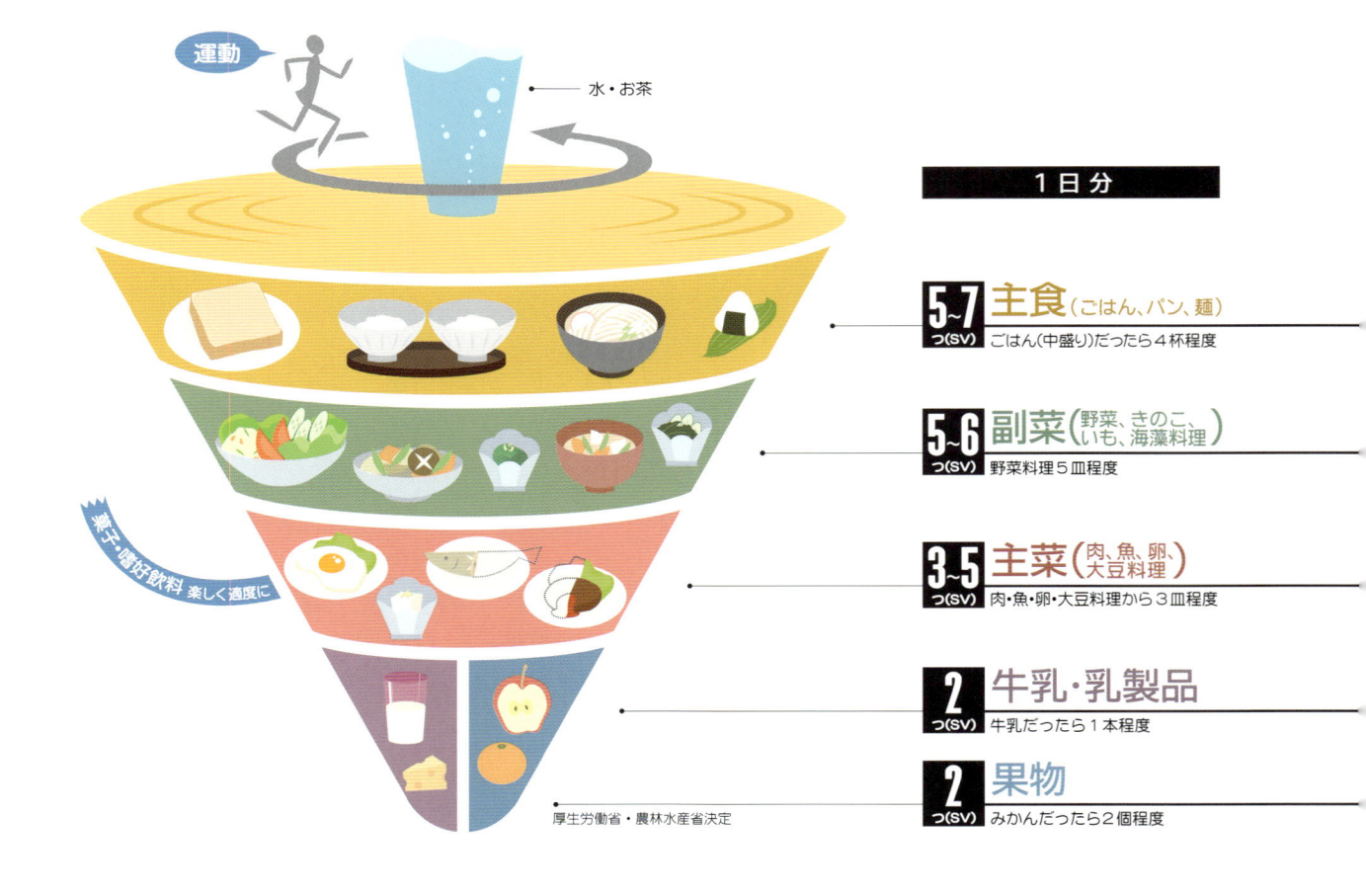

1日分

- **5〜7つ(SV) 主食**（ごはん、パン、麺）
  ごはん（中盛り）だったら4杯程度
- **5〜6つ(SV) 副菜**（野菜、きのこ、いも、海藻料理）
  野菜料理5皿程度
- **3〜5つ(SV) 主菜**（肉、魚、卵、大豆料理）
  肉・魚・卵・大豆料理から3皿程度
- **2つ(SV) 牛乳・乳製品**
  牛乳だったら1本程度
- **2つ(SV) 果物**
  みかんだったら2個程度

運動
水・お茶
菓子・嗜好飲料 楽しく適度に

厚生労働省・農林水産省決定

26ページの冬の献立例（エネルギー約1600kcal）を「食事バランスガイド」の料理区分に大まかに分けると下の表のようになります。エネルギーが約2000kcalの献立を立てる場合は，表の赤数字のように主食や主菜の食べる量を少し増やすことで調節するとよいでしょう。

食事	主食	副菜	主菜	牛乳・乳製品	果物
朝食	餅　　1 （+1）	雑煮の野菜　1 菊花かぶ　1	雑煮の鶏肉　0.5 カニ入り卵焼き　1		
昼食	ドリア　2	グリーンサラダ　1	ドリアの海老　1	ドリアの牛乳　1.5	みかん　1
夕食	菜めし　1.5	おでんの野菜　1 かぶのゆず香り和え　1	おでん　1.5 （+0.5）		バナナ　1
間食	白玉粉　0.5	里芋　0.5		汁粉の牛乳　0.5	
合計　1600kcal	5つ	5.5つ	4つ	2つ	2つ
2000kcal	6つ	5.5つ	4.5つ	2つ	2つ

※　女性（70歳以上）の生活活動レベルⅠのエネルギー必要量は1350kcalですので，その方の主食と副菜の「つ（SV）」数は1つずつくらい少なくなってもよいでしょう。

※　菓子・嗜好飲料は適度に摂取することが望まれることから「コマのヒモ」，水・お茶は食事や間食で十分にとる必要があることから「コマの軸」として表しています。油脂・調味料は料理の中で使用されるのでイラストとして表していませんが，エネルギーやナトリウム（食塩）の摂取量に大きく影響するので注意が必要です。

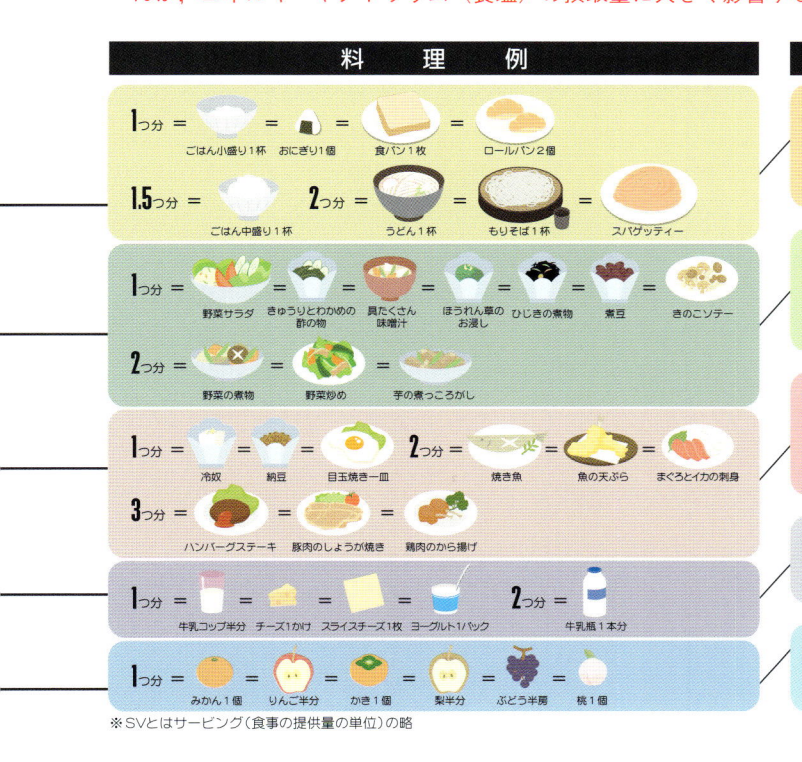

料理例

主食
1つ分 = ごはん小盛り1杯 = おにぎり1個 = 食パン1枚 = ロールパン2個
1.5つ分 = ごはん中盛り1杯
2つ分 = うどん1杯 = もりそば1杯 = スパゲッティー

副菜
1つ分 = 野菜サラダ = きゅうりとわかめの酢の物 = 具たくさん味噌汁 = ほうれん草のお浸し = ひじきの煮物 = 煮豆 = きのこソテー
2つ分 = 野菜の煮物 = 野菜炒め = 芋の煮っころがし

主菜
1つ分 = 冷奴 = 納豆 = 目玉焼き一皿
2つ分 = 焼き魚 = 魚の天ぷら = まぐろとイカの刺身
3つ分 = ハンバーグステーキ = 豚肉のしょうが焼き = 鶏肉のから揚げ

牛乳・乳製品
1つ分 = 牛乳コップ半分 = チーズ1かけ = スライスチーズ1枚 = ヨーグルト1パック
2つ分 = 牛乳瓶1本分

果物
1つ分 = みかん1個 = りんご半分 = かき1個 = 梨半分 = ぶどう半房 = 桃1個

※SVとはサービング（食事の提供量の単位）の略

POINT

● 4〜7つ分食べる　毎日，主食は欠かせません。副菜，主菜との組み合わせで，適宜，ごはん，パン，麺を選びましょう

● 5〜6つ分食べる　日常の食生活は主菜に偏りがちになることが多いので，主菜の倍程度（毎食1〜2品）を目安に摂取することを心がけましょう。

● 3〜5つ分食べる　毎食，1〜2つ分を摂取しますが量には注意。特に，油を多く使った料理では，脂質・エネルギーが過剰になりやすくなります。

● 2つ分食べる　毎日，コップ1杯の牛乳を目安に摂取しましょう。

● 2つ分食べる　毎日，適量を欠かさず摂取するように心がけましょう。

栄養のバランスがよく，理想的な１日の献立とは？

理想的な１日の献立を季節ごとに紹介します。これらの例を参考にして，主食，主菜，副菜がそろった栄養バランスのよい献立を立てましょう。なお，材料の分量や栄養価は１人分を示しています。

春の朝食　春の陽気を感じながら，彩り鮮やかな朝食をどうぞ。

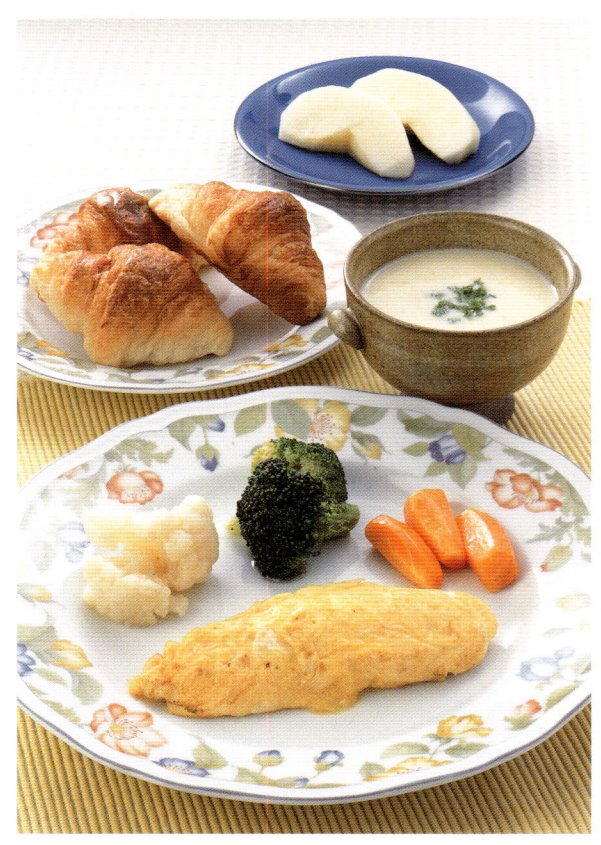

朝食は１日に必要なエネルギーや栄養素をしっかりととりましょう。特にポタージュは野菜や牛乳をとるのが苦手な人にとっても飲みやすいものです。材料はじゃがいものかわりに空豆やかぼちゃにしてもおいしくいただけます。

朝食の栄養価

エネルギー	622kcal	たんぱく質	18.7g
脂質	32.9g	炭水化物	64.5g
カルシウム	201mg	食塩相当量	3.1g

主食　パン
- 材料　クロワッサン60g

主菜　オムレツ
- 材料　卵50g／食塩0.5g／こしょう少々／牛乳10g／油1g／バター２g
- 作り方
  ①卵に牛乳を少々加え，食塩・こしょうで調味する。
  ②油とバターをひき，①を焼く。

副菜　ホットサラダ
- 材料　にんじん30g／カリフラワー30g／ブロッコリー30g／油２g／酢１g／食塩0.4g
- 作り方
  ①にんじん・カリフラワー・ブロッコリーは食べやすい大きさに切って茹でる。
  ②酢・油・食塩を混ぜてドレッシングを作り，①にあえ，オムレツに添える。

汁物　ポタージュ
- 材料　じゃがいも80g／たまねぎ24g／セロリ５g／バター３g／食塩0.8g／こしょう少々／水100g／ブイヨン0.5g／牛乳100g／パセリ１g
- 作り方
  ①たまねぎのスライスをバターで炒め，さらにセロリとじゃがいもを加えて炒め，水とブイヨン（スープの素）を加えて柔らかくなるまで煮る。
  ②①に牛乳を加え，ミキサーにかける。鍋に戻して温め，食塩・こしょうで調味し，パセリを飾る。

果物　りんご
- 材料　りんご70g

春の昼食　野菜をたっぷり使った中華風の献立です。

主食　ごはん
- 材料　ごはん150g

主菜　牛肉のさやえんどうの炒め物
- 材料　牛もも肉50g／さやえんどう30g／たけのこ30g／生しいたけ20g／木くらげ1g／しょうが0.4g／食塩0.5g／こしょう少々／醤油3g／酒4g／油4g／片栗粉1g
- 作り方
  ① たけのこの薄切りとさやえんどうはサッと茹でる。木くらげは水に戻して千切りにする。牛肉と生しいたけは食べやすい大きさに切っておく。
  ② しょうがのみじん切りを油で炒めてから，①を炒める。食塩・こしょう・酒・醤油で調味する。
  ③ だし溶き片栗粉でとろみをつける。

副菜　野菜の香りづけ
- 材料　きゅうり40g／セロリ20g／プチトマト25g／だし汁30g／酢5g／砂糖1g／食塩0.8g
- 作り方
  ① きゅうり，セロリは小さめの乱切りにして，サッと茹でておく。プチトマトは皮をむく。冷凍してから，水につけると簡単に皮がむける。
  ② ①をだし汁，酢，砂糖，食塩でよくあえる。

デザート　紅茶ゼリー
- 材料　ゼラチン2g／水4g／紅茶浸出液90g／砂糖5g／生クリーム8g／砂糖1g
- 作り方
  ① 粉ゼラチンは，水にふやかしておく。
  ② 熱湯で紅茶を入れ，熱いうちに①を加える。さらに砂糖を加えて溶かす。
  ③ ②のあら熱がとれたら，水でぬらしたゼリー型に流し入れて冷蔵庫で冷やし，固める。
  ④ ③が固まったら，器にあけ，生クリームと砂糖を混ぜたものをかける。

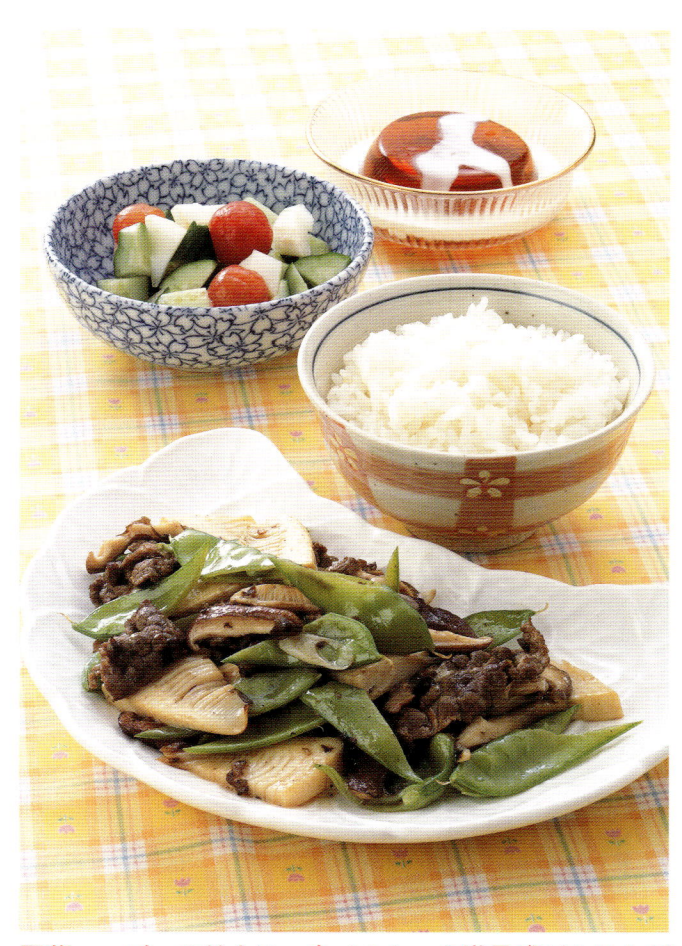

野菜いっぱいの献立は，食べたという満足感がありながら，エネルギーが抑えられ，バランスよく栄養がとれます。

昼食の栄養価

エネルギー	498kcal	たんぱく質	20.2g
脂質	12.9g	炭水化物	73.8g
カルシウム	53mg	食塩相当量	1.8g

春の夕食

高齢の方に好まれるお寿司の献立を，簡単なちらし寿司で作りました。春らしく貝のすまし汁と桜えびの白和えを添えました。

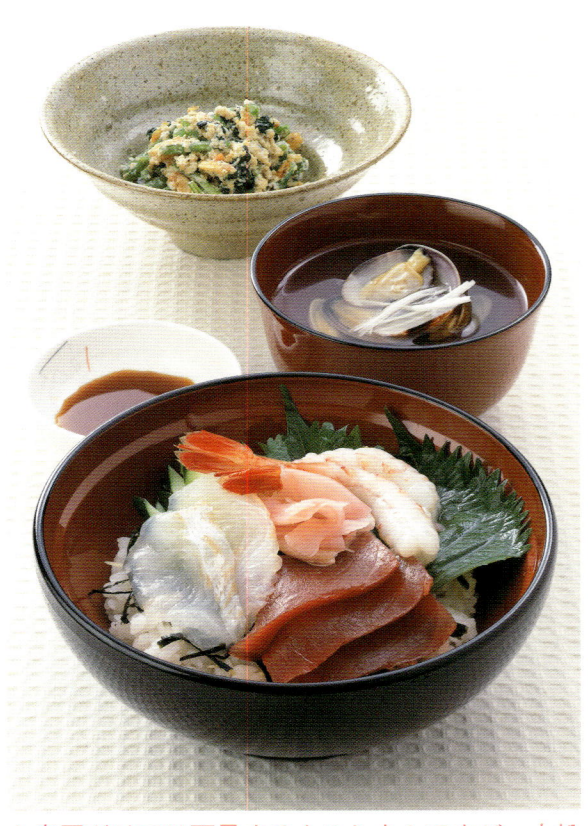

お寿司だけでは不足するカルシウムですが，小松菜，桜えび，豆腐，ごまなどで十分に補いました。

主食　ちらし寿司

- 材料　ごはん160g／食塩1g／砂糖2g／酢8g／まぐろ30g／ひらめ20g／えび12g／しそ1g／きゅうり20g／のり1g／しょうが7g／醤油4g
- 作り方
① ごはんを炊く。食塩・砂糖・酢で寿司酢を作り，ごはんと合わせて酢めしを作る。
② 酢めしを器にもり，のりをちらして，具を彩りよく並べる。

副菜　小松菜と桜えびの白和え

- 材料　小松菜60g／醤油0.5g／素干し桜えび3g／豆腐50g／ごま7g／砂糖5g／食塩0.5g
- 作り方
① 小松菜は熱湯で茹でて，3cmの長さに切り，醤油をかける。
② 素干し桜えびはなべに入れ，から炒りし，さます。
③ 豆腐は茹でてからふきんに包み，水分を絞る。ごまは煎って，すり鉢ですり，豆腐と調味料（砂糖・食塩）を加え，さらにすり混ぜ，ぽってりとした衣を作る。
④ 小松菜を軽く絞り，桜えびとともに③に入れ，木じゃくしで和える。

汁物　すまし汁

- 材料　あさり10g／ねぎ10g／酒1g／食塩0.6g／醤油1g
- 作り方
① あさりは十分に砂をはかせ，よく洗い，ざるにあげる。
② 煮立てたなべにあさりを入れる。
③ 酒・食塩・醤油を入れ，味を調える。

夕食の栄養価

エネルギー	475kcal	たんぱく質	27.2g
脂質	7.2g	炭水化物	73.2g
カルシウム	304mg	食塩相当量	3.3g

🍵 の間食
季節の果物を，お茶やコーヒーなどのお好きな飲み物を添えていただきましょう。

フルーツポンチ
- 材料　いちご30g／キウイ20g／グレープフルーツ30g／黄桃缶詰20g
- 作り方
  それぞれの果物を適当な大きさに切って混ぜ合わせる。

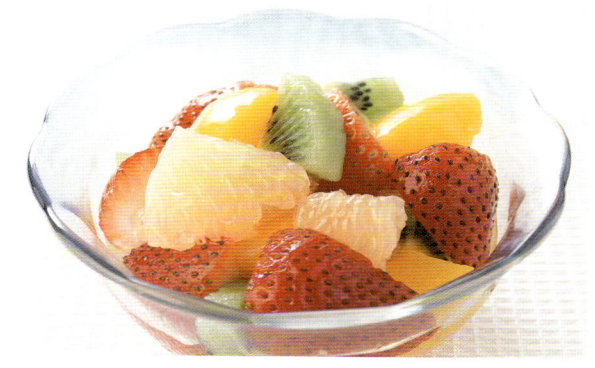

間食の栄養価

エネルギー	49kcal	たんぱく質	0.8g
脂質	0.1g	炭水化物	12.3g
カルシウム	17mg	食塩相当量	0.0g

季節の果物を食べやすく切ってもり合わせるだけで手軽でおいしいおやつになります。

1日の栄養価の合計

栄養価	エネルギー (kcal)	たんぱく質 (g)	脂質 (g)	炭水化物 (g)	カルシウム (mg)	食塩相当量 (g)
朝食	622	18.7	32.9	64.5	201	3.1
昼食	498	20.2	12.9	73.8	53	1.8
夕食	475	27.2	7.2	73.2	304	3.3
間食	49	0.8	0.1	12.3	17	0.0
1日の合計	1644	66.9	53.1	223.8	575	8.2

※　ここでの献立は1日のエネルギーを1600〜1700kcalとしています。「日本人の食事摂取基準」（134ページ）を参考にして，これよりも多くのエネルギーが必要な方は，主食や副菜を少し増やしてもよいでしょう。

POINT
春は桜が咲き，草木も芽吹いて心浮き立つ季節です。さやえんどう，たけのこなど春野菜もいろいろ出回るので，季節感のあるものを何か取り入れて春らしさを演出しましょう。貝もおいしい季節です。汁物の具としてだけではなく，酒蒸しや炒め物など，具のうま味を味わってください。1日の献立で，カルシウムが不足しそうなときは，乳製品のほかに大豆製品・青菜類・小魚類・ごまなどを利用するとよいでしょう。

夏の朝食　暑い日でも梅干のおかゆや焼きなすのみそ汁は食欲をそそります。

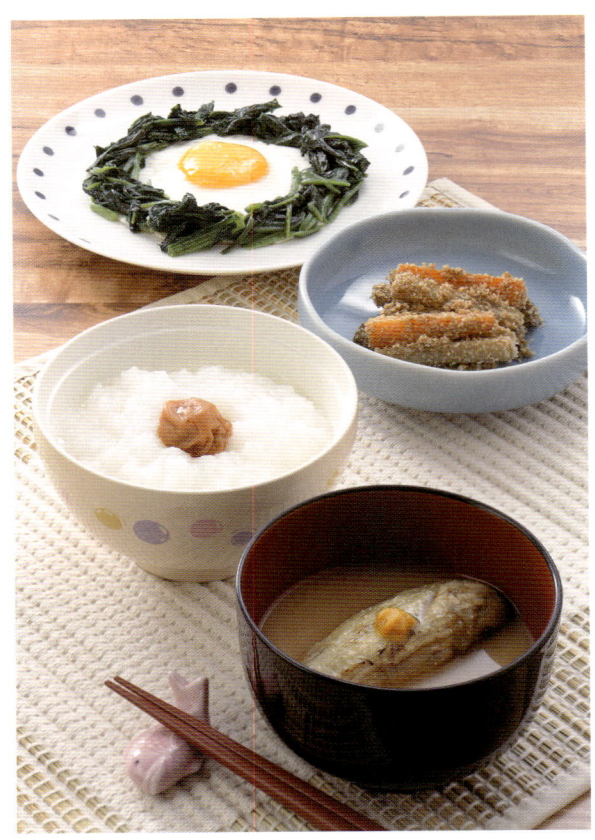

朝食の主菜の巣ごもり卵は，ほうれん草を卵とからめてたっぷりと食べましょう。
ごぼうとにんじんの煮物は，柔らかく煮てごま風味で食べやすく用意しました。

主食　おかゆ
- 材料　米40g／梅干し3g
- 作り方
① おかゆを炊く。
② 梅干しは種をとり，おかゆの上に適量のせる。

主菜　巣ごもり卵
- 材料　卵50g／食塩0.5g／こしょう少々／ほうれん草50g／油5g／醤油2g
- 作り方
① ほうれん草は刻んでサッと茹でる。
② フライパンに油をひき，①のほうれん草を炒め，塩・こしょうして皿にもる。次に卵を割り落とし，塩・こしょうして焼く。
③ ほうれん草の上に卵をもり付ける。食べる前に醤油を数滴たらす。

副菜　ごぼうとにんじんの煮物
- 材料　ごぼう30g／にんじん20g／だし汁100g／ごま8g／醤油2g／砂糖1g
- 作り方
① ごぼうは皮をこそげとり，4cmの長さに切って水にさらし，茹でてからすりこぎで叩き，4つ割りにする。にんじんもごぼうと同じ大きさに切る。
② ごぼう・にんじんはだし汁で柔らかく煮て，砂糖・醤油で味付ける。
③ ②にすりごまをまぶす。

汁物　焼きなすのみそ汁
- 材料　なす60g／練りがらし2g／みそ12g
- 作り方
① なすは丸ごとよく焼いて皮をむき，焼きなすにする。
② お椀に焼きなすを入れ，みそ汁をはり，練りがらしを落とす。

朝食の栄養価

エネルギー	397kcal	たんぱく質	14.5g
脂質	16.0g	炭水化物	48.6g
カルシウム	194mg	食塩相当量	3.6g

夏の昼食　夏の定番，冷たいそうめんの献立です。

主食・主菜　冷やしそうめん

- 材料　そうめん（ゆで）225g／豚ロース（脂身なし）40g／きゅうり50g／わかめ10g／トマト50g／かいわれ大根5g／しその葉1g／だし汁100g／醤油10g／みりん10g／みょうが10g／葉ねぎ5g／しょうが3g
- 作り方
① そうめんを茹でる。
② めんつゆを作る（または市販のめんつゆを利用する）。
③ 豚肉はかたまりのまま，ねぎ，しょうがと共に茹で，冷めてから千切りにする。しその葉ときゅうりは千切りにする。わかめはサッと茹でて刻む。トマトは薄切りにする。かいわれ大根は根を切り落とし，よく洗う。これらをそうめんの上に彩りよくもりつける。
④ 葉ねぎは小口切り，みょうがは千切りに，しょうがはすりおろし，薬味にする。

副菜　かぼちゃと枝豆のミルク煮

- 材料　かぼちゃ55g／枝豆6g／牛乳80g
- 作り方
① 枝豆は茹でてから，さやから出し薄皮もむく。かぼちゃは皮をむき，角切りにする。
② 鍋にかぼちゃを入れ，牛乳をひたひたになるまで加え，火にかけふきこぼれないように弱火で煮る。
③ かぼちゃが柔らかくなったら枝豆も加え，さらに煮詰める。味付けは何もしない。

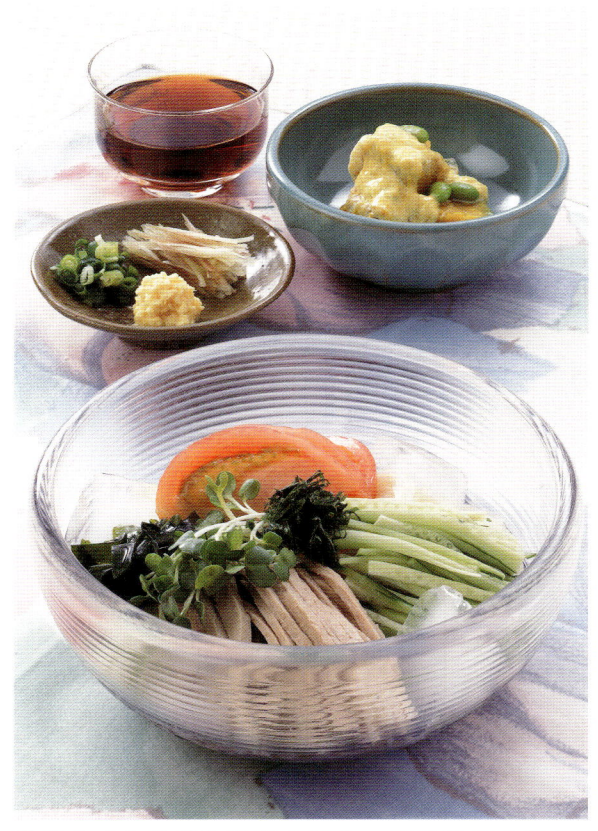

そうめんには肉や野菜の具たっぷりをのせるか，または，おかずを充分に添えて食べましょう。かぼちゃと枝豆のミルク煮は牛乳がふきこぼれないように注意して煮るだけで簡単にできるメニューです。

昼食の栄養価

エネルギー	533kcal	たんぱく質	22.9g
脂質	9.4g	炭水化物	84.7g
カルシウム	158mg	食塩相当量	2.1g

夏の夕食　魚・豆腐・野菜を使ったバランスメニューです。

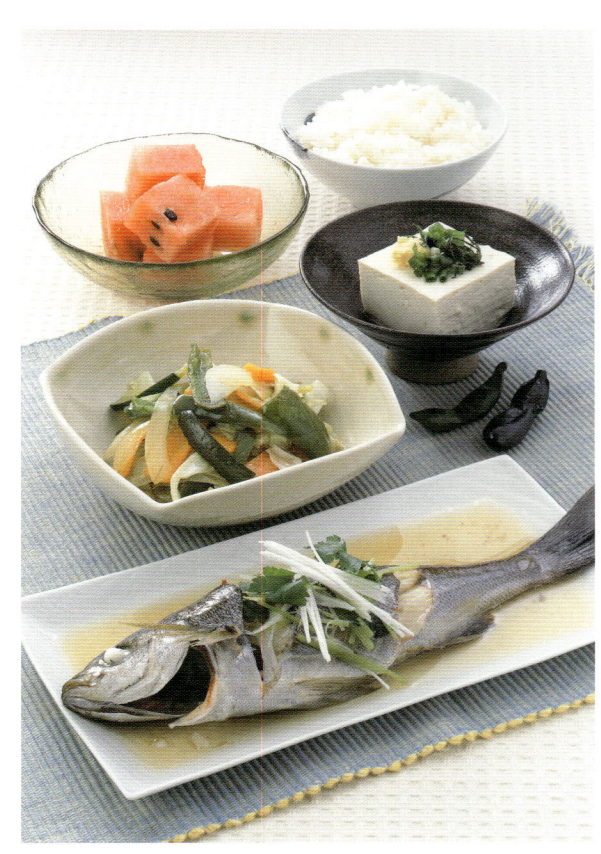

魚は、しょうが・白髪ねぎ・三つ葉などをたっぷり添えて蒸すと食べやすくなります。

主食　ごはん
- 材料　ごはん150g

主菜1　魚の香り蒸し
- 材料　いさき70g／酒5g／食塩0.3g／醤油2g／豆板醤1g／しょうが1g／根深ねぎ10g／三つ葉10g
- 作り方
  1. 魚は、酒・食塩・醤油・豆板醤をふり、しょうがを添えて蒸す。
  2. 蒸しあがる直前に白髪ねぎと三つ葉をのせて、さらに少し蒸す。

主菜2　冷奴
- 材料　豆腐100g／葉ねぎ5g／チリメンジャコ3g／しょうが3g／しその葉1g／醤油4g
- 作り方
  1. 豆腐は食べやすい大きさに切り、器にもる。
  2. 適当な大きさに刻んだ薬味を豆腐の上にのせる。
  3. 食べるときに醤油をたらす。このとき、チリメンジャコに塩気があるので、醤油は少量でよい。

副菜　野菜の酢油炒め
- 材料　キャベツ50g／きゅうり20g／たまねぎ20g／ピーマン20g／にんじん10g／油5g／砂糖2g／食塩0.8g／酢2g／唐辛子0.1g
- 作り方
  1. 野菜は食べやすい大きさに切る。
  2. フライパンに油を熱し、唐辛子と野菜を入れて炒める。
  3. 砂糖・食塩・酢で味をつける。

果物　すいか
- 材料　すいか100g

夕食の栄養価

エネルギー 539kcal	たんぱく質 24.1g
脂質 12.9g	炭水化物 78.8g
カルシウム 125mg	食塩相当量 2.6g

夏の間食　冷たい果物とヨーグルトをあわせて食べましょう。

フルーツヨーグルト
- 材料　桃30g／メロン40g／ヨーグルト80g／はちみつ7g
- 作り方
① 果物は食べやすい大きさに切る。
② 果物をヨーグルトにからめ、はちみつをかける。

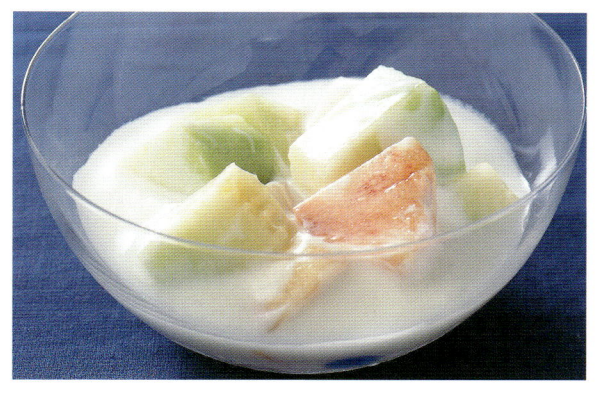

ヨーグルトとはちみつのかわりに、アイスクリームを添えてもよいでしょう。

間食の栄養価

エネルギー	99kcal	たんぱく質	3.5g
脂質	2.5g	炭水化物	16.7g
カルシウム	101mg	食塩相当量	0.1g

1日の栄養価の合計

栄養価	エネルギー(kcal)	たんぱく質(g)	脂質(g)	炭水化物(g)	カルシウム(mg)	食塩相当量(g)
朝食	397	14.5	16.0	48.6	194	3.6
昼食	533	22.9	9.4	84.7	158	2.1
夕食	539	24.1	12.9	78.8	125	2.6
間食	99	3.5	2.5	16.7	101	0.1
1日の合計	1568	65.0	40.8	228.8	578	8.4

POINT

暑い夏は食欲もなくなり、夏バテを起こしがちですが、冷たい料理と温かい料理を上手に組み合わせ、おいしく食べて元気に過ごしましょう。ビタミンB群、特に糖質の分解を助けるビタミンB_1は夏バテ予防の強い味方です。ビタミンB_1を多く含む豚肉などをしっかり食べましょう。また、にんにく・ねぎ・たまねぎに含まれるアリシンという物質は、ビタミンB_1を無駄に排泄することなく、長時間にわたって利用できる状態にします。そうめんなどを食べるときには、たっぷりと刻みねぎを使いましょう。今回の夏の献立例には使っていませんが、うなぎはビタミンB_1、B_2の供給源として優秀です。土用の丑の日にうなぎを食べるのは理に適っていて、まさに先人の知恵といえます。また、納豆も良質たんぱく質やビタミンB_2などが豊富に含まれているので、ぜひ利用したい食品です。

秋の朝食

お好きなものをおにぎりの中味に入れましょう。食べにくい場合は，中味をほぐしてごはんと混ぜてからにぎってもよいでしょう。

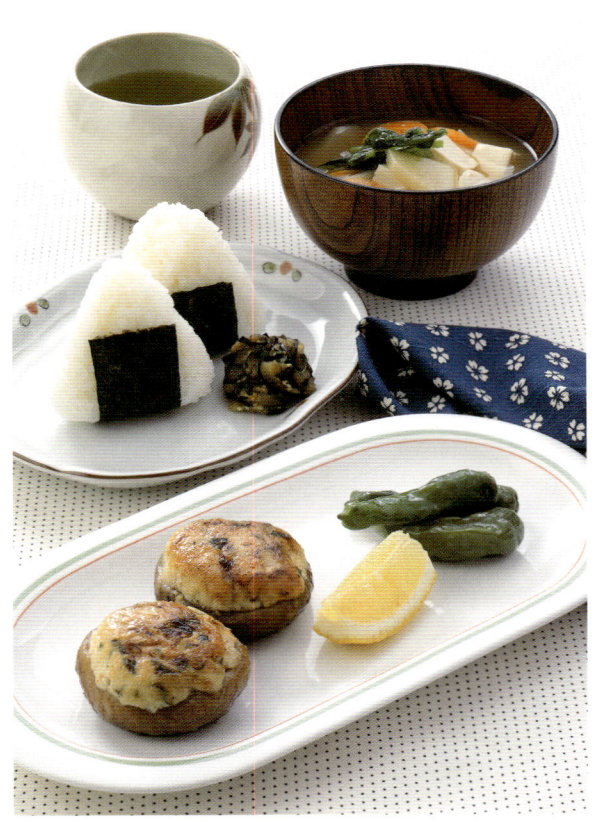

この朝食献立の主菜は，しいたけの肉詰めですが，魚の干物や卵焼きなどでもよいでしょう。
実だくさんのみそ汁にすると朝から野菜などがたっぷり食べられます。

主食　おにぎり
- 材料　ごはん132g／梅干し5g／海苔1g

主菜　しいたけの肉詰め焼き
- 材料　生しいたけ40g／（脂肪の少ない）鶏ひき肉50g／食塩0.2g／こしょう0.1g／ねぎ5g／しょうが1g／醤油1.5g／しその葉1g／片栗粉1g／油5g／ししとう10g／レモン8g
- 作り方
① 生しいたけは軸を取り除く。鶏ひき肉・食塩・こしょう・しょうがのしぼり汁・ねぎ，しその葉のみじん切りをよく混ぜ，しいたけに詰めて片栗粉をまぶす。
② フライパンに油を熱し，肉を詰めた側からよく焼く。ししとうも焼く。レモンを添える。

副菜　なすの塩もみ
- 材料　なす30g／しその葉1g／しょうが1g／食塩0.2g
- 作り方
① なすの薄切りを水にさらして塩もみをする。
② ①をしその葉，しょうがの千切りと和える。

汁物　豆腐汁
- 材料　だし汁200g／かぶ（葉つき）30g／にんじん10g／ねぎ10g／わかめ10g／木綿豆腐30g／みそ12g／七味唐辛子少々
- 作り方
① かぶの根は皮をむいて4〜6つに割り，葉はザクザクと切る。にんじんは輪切りに，ねぎは斜め切りにする。わかめはよく洗い，水で戻す。
② だし汁でにんじん，かぶの根を煮立て，柔らかくなったら，わかめとかぶの葉を加え，みそで味を調える。ねぎ，豆腐を加えてひと煮立ちさせ，火を止める。お椀にもって七味唐辛子をふる。

朝食の栄養価

エネルギー	416kcal	たんぱく質	19.2g
脂質	9.7g	炭水化物	63.4g
カルシウム	107mg	食塩相当量	3.4g

秋の昼食　ときにはパンの昼食もいかがでしょうか。

主食・主菜　サンドウィッチ
- 材料　食パン60g／チーズ15g／ハム32g／サラダ菜5g／パセリ2g／ミニトマト20g
- 作り方
① 8枚切りの食パン2枚に，チーズ・ハムをはさみ，耳を切り落として，食べやすい大きさに切る。
② パセリ・ミニトマト・サラダ菜を飾る。
（サンドウィッチは市販のもので代用してもよいでしょう）

副菜　キャベツとりんごのマスタード風味サラダ
- 材料　キャベツ70g／にんじん15g／りんご30g／干しぶどう5g／食塩1g／こしょう0.1g／粒入りマスタード1g／油6g／酢3g
- 作り方
① キャベツとにんじんは千切りにして，軽く食塩でもむ。りんごはいちょう切りにする。干しぶどうは湯で戻しておく。
② 油と酢を混ぜ合わせ，粒入りマスタードを加える。食塩，こしょうで味を調え，ドレッシングを作る。
③ ①の野菜と果物に，②のドレッシングをかけて，よく和える。

飲み物　カフェオレ
- 材料　牛乳150g／コーヒー抽出液100g
- 作り方
① 牛乳を火にかけ，温める。
② コーヒーを濃い目に抽出する。
③ お好みの割合で，①と②をカップに注ぐ。
（牛乳を電子レンジで温めたり，コーヒーをインスタントにすると，手軽に作ることができます）

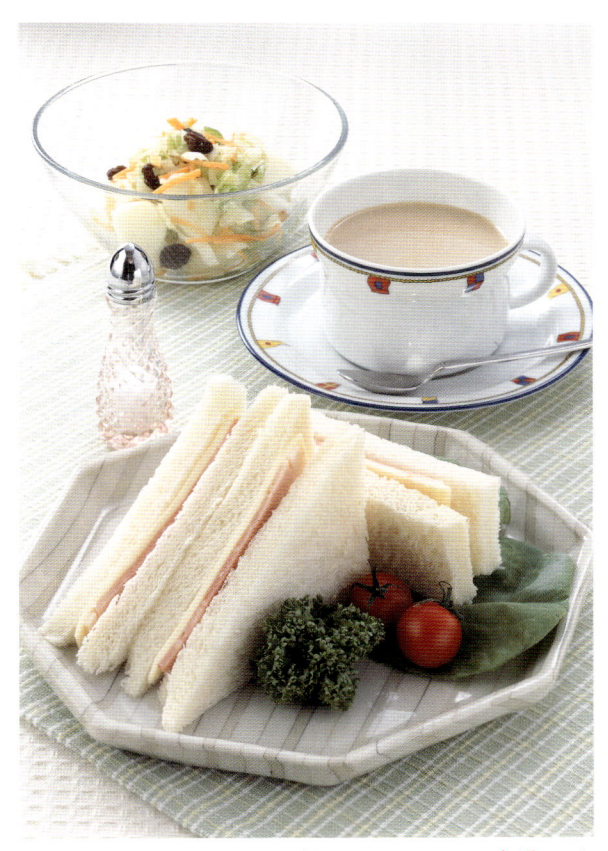

サンドウィッチのチーズとカフェオレの牛乳でカルシウムがたっぷりとれます。
サンドウィッチは市販のもので代用してもいいのですが，飲み物やサラダなどを吟味して，必ず添えるようにしましょう。

昼食の栄養価

エネルギー　491kcal	たんぱく質　20.9g
脂質　　　　23.1g	炭水化物　　51.1g
カルシウム　331mg	食塩相当量　　3.2g

秋の夕食　栗ごはん，さば，しめじ，柿と，秋らしさいっぱいの献立です。

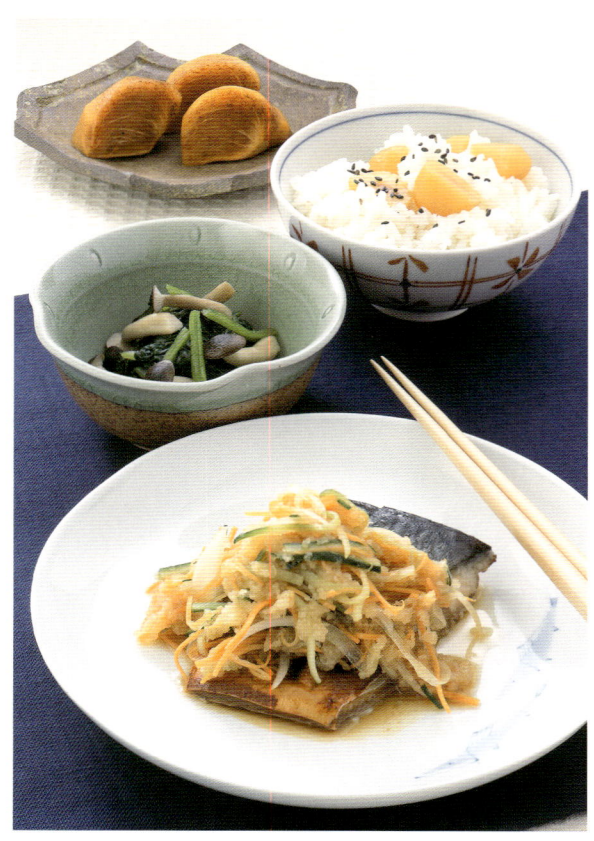

野菜酢で魚がさっぱりとおいしくいただけます。

主食　栗ごはん
- 材料　米54g／栗30g／酒5g／食塩0.6g／黒ごま2g
- 作り方
① むき栗は沸騰水でサッと茹でる。
② 米をといで一度ザルにあげてから，炊飯器に入れ，目盛りまで水を加えて酒の分量だけ水を除き，酒と食塩を加えて①の栗も加え普通に炊く。
③ 炊きあがったら器にもり，黒ごまをふる。

主菜　魚のおろし酢かけ
- 材料　さば70g／酒1g／醤油2g／油1g／大根60g／きゅうり12g／にんじん12g／たまねぎ8g／醤油6g／砂糖2g／酢5g
- 作り方
① さばは酒・醤油に漬け込み下味をつけてから，網焼きまたは天火でよく焼きあげる。
② 大根をすりおろし，水気を切る。
③ きゅうり・にんじん・たまねぎは千切りにして，水にさらしておく。
④ ボールに分量の醤油・砂糖・酢を入れ，よく混ぜ，②③を加え，みぞれ酢を作る。
⑤ 焼きあがったさばをもり付け，④のみぞれ酢をかける。

副菜　ほうれん草としめじのお浸し
- 材料　ほうれん草60g／しめじ20g／醤油3g
- 作り方
① ほうれん草は茹でて3cmの長さに切る。しめじも1本ずつ裂いてから茹でる。
② ほうれん草としめじを合わせて器にもり，醤油をかける。

果物　柿
- 材料　柿80g

夕食の栄養価

エネルギー	510kcal	たんぱく質	22.6g
脂質	11.8g	炭水化物	77.0g
カルシウム	102mg	食塩相当量	2.5g

秋の間食　かぼちゃのやさしい甘さをいかしたプリンの傑作です。

かぼちゃのプリン

- 材料　かぼちゃ25g／鶏卵20g／砂糖6g／牛乳40g／砂糖2g（カラメルソース用）／水1g
- 作り方
  1. 蒸したかぼちゃは皮を除いてつぶす。さらに砂糖を加えてつぶす。
  2. 卵をほぐし、牛乳を少しずつ加えて混ぜ合わせ、①と合わせてザルでこす。
  3. カラメルソースは鍋に砂糖と水を入れて煮立て、飴色に煮詰めて火からおろし、少し水を加えてよく混ぜて作る。できたカラメルソースは、薄くバターを塗ったプリン型に小さじ1杯流す。
  4. ③の型に②の液を流し込み、水を張った天板に並べ、180℃に温めた天火に入れ、プリンの上に焦げ目がつくくらいまで焼く。

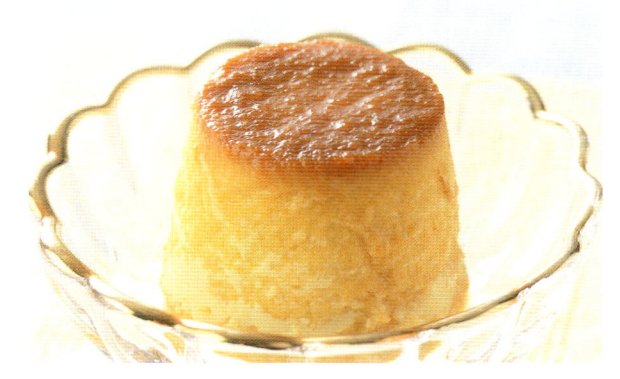

かぼちゃのかわりに、さつまいもやグリンピースで作ってもまた違った味になります。でき立ての温かいものはもちろん、冷めてもおいしくいただけます。
市販のプリンを利用するのも手軽でよいのですが、手作りの味は格別です。

間食の栄養価

エネルギー	110kcal	たんぱく質	4.3g
脂質	3.7g	炭水化物	15.1g
カルシウム	58mg	食塩相当量	0.1g

1日の栄養価の合計

栄養価	エネルギー(kcal)	たんぱく質(g)	脂質(g)	炭水化物(g)	カルシウム(mg)	食塩相当量(g)
朝食	416	19.2	9.7	63.4	107	3.4
昼食	491	20.9	23.1	51.1	331	3.2
夕食	510	22.6	11.8	77.0	102	2.5
間食	110	4.3	3.7	15.1	58	0.1
1日の合計	1527	67.0	48.3	206.6	598	9.2

POINT

秋は実りの季節です。一面の黄金色の稲穂と赤い実をつけた柿の木が並んだ風景は、まさに日本の秋です。かぼちゃをはじめとする野菜類・いも類・きのこ類・果物類もおいしいものがたくさん出回ります。魚も脂がのっておいしい季節ですので、夕食の献立例のさばにかぎらず、さんま、かつお、さけなどの魚を1日1回は食べたいものです。

冬の朝食　お雑煮に野菜をたっぷり添えたメニューです。

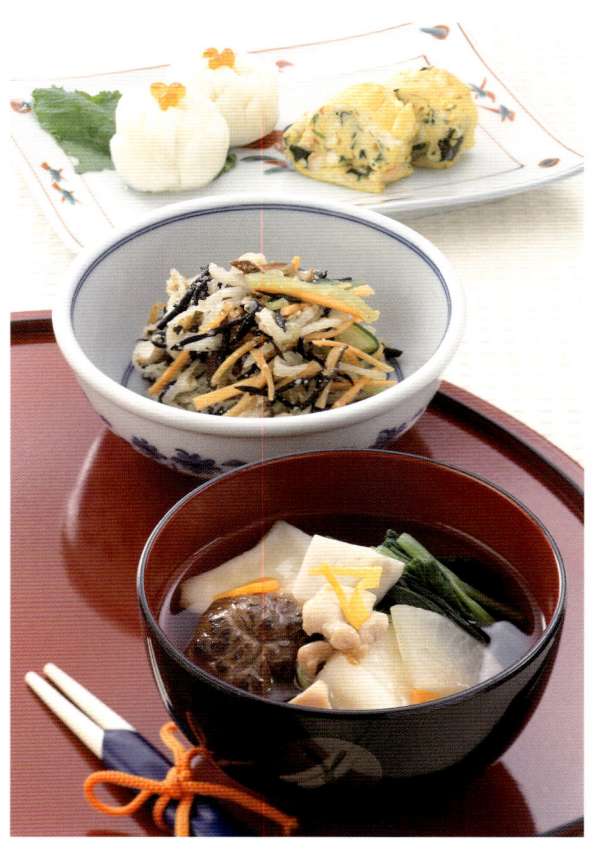

切干し大根は煮物にしてもおいしいものですが，この献立では切干し大根を戻してから茹でて，干し椎茸・ひじき・にんじん・きゅうりと一緒にごま酢で和えました。切干し大根の，ひと味違ったヒットメニューです。
お雑煮のお餅は，すいとんをかわりに入れてもおいしくいただけます。

朝食の栄養価

エネルギー	389kcal	たんぱく質	18.8g
脂質	13.1g	炭水化物	48.0g
カルシウム	207mg	食塩相当量	3.1g

主食　お雑煮

●材料　餅50g／鶏もも肉皮付き20g／里いも30g／小松菜30g／干し椎茸2g／大根20g／にんじん10g／だし汁150g／酒1g／食塩1g／醤油1g／三つ葉1g／ゆず1g

●作り方
①小松菜は茹でて4cmに切る。干し椎茸は戻して軸を除く。里いもは皮をむいて茹でる。餅は焼く。
②だし汁と干し椎茸，食べやすい大きさに切った鶏肉・にんじん・大根を火にかけ，煮立ったら里いもを加え調味する。最後に三つ葉を入れる。
③お椀に小松菜と餅を入れて，②の汁を注ぐ。ゆずを天盛りにする。

主菜　カニ入り卵焼き

●材料　卵50g／カニの身12g／酒2g／みりん2g／食塩0.3g／油2g

●作り方
①カニはほぐしておき，三つ葉を切る。卵をほぐし，カニと三つ葉を加えて混ぜ，調味する。
②卵焼き器に油をひいて，①を巻くように焼く。

副菜1　菊花かぶ

●材料　かぶ80g／砂糖2g／酢3g／食塩0.5g／いくら5g

●作り方
①かぶは切れ目を入れ，塩水に漬ける。
②①の後，甘酢に漬け，いくらを上に飾る。

副菜2　切干し大根のごま酢あえ

●材料　切干し大根6g／干し椎茸1g／ひじき0.5g／にんじん8g／きゅうり10g／砂糖1g／醤油4g／酢4g／ごま3g

●作り方
①切干し大根・干し椎茸・ひじきは水に戻しサッと茹でる。にんじん，きゅうりは千切りにする。
②①をごま酢と和える。

冬の昼食　熱々ドリアの昼食です。ゆっくりとよく味わって食べましょう。

主食・主菜　海老ドリア

- 材料　ごはん150g／バター3g／パセリ1g／油1g／ワイン少々／むき海老40g／バター6g／たまねぎ20g／しめじ20g／小麦粉6g／牛乳140g／食塩1g／こしょう少々／チーズ5g／パン粉5g
- 作り方
① ごはんは普通に炊いて，バターとパセリを混ぜる。
② フライパンに油を熱し，海老を入れて中火で色が変わるまで炒め，ワインをふる。海老はいったん取り出しておく。
③ ②のフライパンにバターを溶かし，たまねぎを弱火で色がつかないようにしんなりと炒める。しめじも加えて炒める。小麦粉を振り入れ，粉っぽさがなくなるまで炒める。ここに牛乳を加え，中火でよく混ぜながら3分ほど煮る。②の海老を戻し，食塩・こしょうで味を調える。
④ グラタン皿にバターを薄く塗り，①のごはんをもって③をかける。パン粉とチーズをのせ，オーブンで焼く。
（手間がかけられないときは，冷凍ドリアなどを利用してもよいでしょう）

副菜　グリーンサラダ

- 材料　サラダ菜20g／きゅうり20g／ラデッシュ10g／たまねぎ10g／油3g／酢3g／食塩0.4g／こしょう少々
- 作り方
① 野菜は食べやすい大きさに切って冷しておく。
② 酢油ドレッシングを作り，野菜を和える。
（油を使いたくない場合は，ノンオイルドレッシングにしてください）

果物　みかん

- 材料　みかん80g

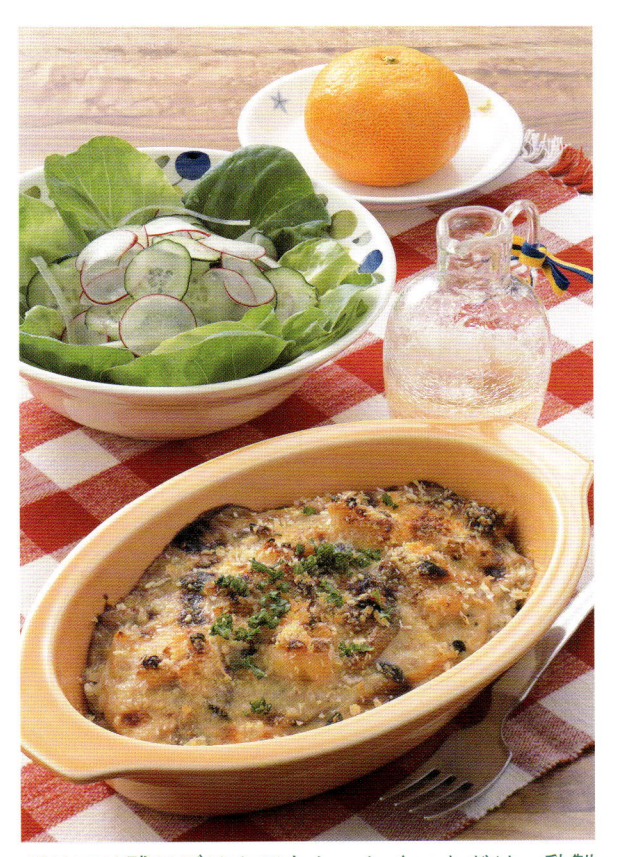

ドリアは残りごはんでもおいしくいただけ，乳製品も無理なくとることができます。
ごはんをマカロニにかえたり，海老を牡蠣にかえたりしてもよいでしょう。

昼食の栄養価

エネルギー	607kcal	たんぱく質	21.4g
脂質	19.5g	炭水化物	85.0g
カルシウム	295mg	食塩相当量	2.2g

冬の夕食　冷え込む夜は，温かいおでんで楽しい夕食を。

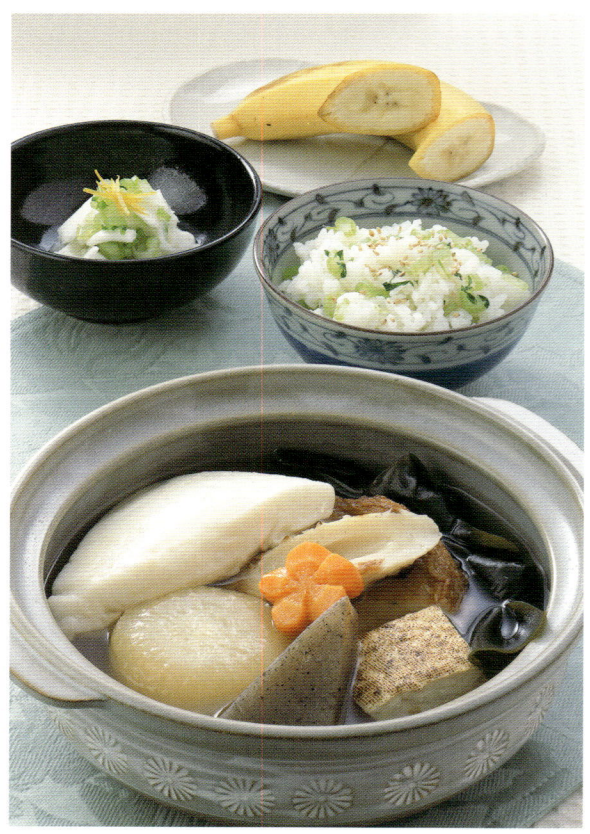

おでんの具はそのときにあるものをおいしく煮ましょう。一手間かけてロールキャベツなどを入れると一層おいしくなります。
おでんに欠かせない大根ですが，葉の部分は茹でて刻んで菜めしに利用しました。

主食　菜めし
- 材料　ごはん150g／大根葉15g／ごま1g
- 作り方
  ① 大根の葉は茹でて細かく刻む。
  ② 炊きたてのごはんに大根の葉を混ぜ，ごまをふる。

主菜　おでん
- 材料　昆布5g／大根50g／にんじん10g／こんにゃく30g／さつま揚げ25g／焼きちくわ15g／はんぺん30g／焼き豆腐40g／だしパック1袋／酒5g／みりん3g／醤油10g／練りがらし1g
- 作り方
  ① 鍋に水を入れ昆布を浸して戻す。
  ② 大根は輪切りにし，にんじんは花形に抜く。大根，にんじん，食べやすい大きさに切って茹でたこんにゃく，だしパックを①に加えて火にかけ，柔らかくなるまで煮込む。
  ③ ②に酒・みりん・醤油を加えて味付けし，油抜きしたさつま揚げと焼きちくわを加えて煮込む。さらに焼き豆腐とはんぺんを加えてサッと煮る。

副菜　かぶのゆず香り和え
- 材料　かぶの根40g／かぶの葉20g／醤油3g／ゆずのしぼり汁少々／ゆずの皮少々
- 作り方
  ① かぶの葉は茹でて3cmに切る。かぶの根は薄切りにする。
  ② ①のかぶを調味料と和える。
  ③ ゆずの皮は薄くむき，千切りにして飾る。

果物　バナナ
- 材料　バナナ80g

夕食の栄養価

エネルギー 506kcal	たんぱく質 18.7g
脂質 5.3g	炭水化物 96.9g
カルシウム 276mg	食塩相当量 3.6g

冬の間食　冬は温かいおやつがいいですね。本日は里いもをお汁粉にしてみました。

里芋汁粉

- 材料　里いも55g／牛乳60g／砂糖3g／白玉粉15g／牛乳13g／ゆで小豆（缶詰）18g
- 作り方
  ① 里いもは皮をむき水にさらす。蒸気の立った蒸し器で里いもを柔らかく蒸す。
  ② 里いもを熱いうちにつぶし，砂糖と牛乳を加えてひと煮立ちさせる。
  ③ ボールに白玉粉を入れ，牛乳を加減しながら加えて耳たぶ程度の柔らかさにこねたら，団子にする。煮立てた湯の中に白玉団子を落として茹で，冷水にとって冷やしてからもう一度温める。
  ④ 器に②を入れ，③の白玉団子とゆで小豆を飾る。

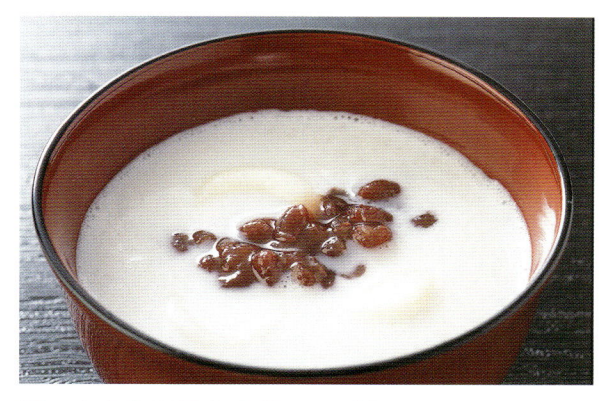

里いもも白玉粉も牛乳でのばすことにより，おいしく食べやすくなります。

間食の栄養価

エネルギー	187kcal	たんぱく質	5.0g
脂質	3.1g	炭水化物	34.5g
カルシウム	89mg	食塩相当量	0.1g

1日の栄養価の合計

栄養価	エネルギー(kcal)	たんぱく質(g)	脂質(g)	炭水化物(g)	カルシウム(mg)	食塩相当量(g)
朝食	389	18.8	13.1	48.0	207	3.1
昼食	607	21.4	19.5	85.0	295	2.2
夕食	506	18.7	5.3	96.9	276	3.6
間食	187	5.0	3.1	34.5	89	0.1
1日の合計	1689	63.9	41.0	264.4	867	9.0

POINT

冬は根菜類のおいしい季節です。じっくり煮込んだ柔らかく温かいものを食べましょう。肉や魚，貝類などと一緒に煮たシチューなどがおいしくいただけます。肉・魚・豆腐類・野菜類が同時にたっぷり食べられる鍋料理もおすすめです。調味料を各自で調節するのには，水炊きなどがよいでしょう。不足しがちなビタミンCは，みかんなどの柑橘類で簡単に補うことができます。

誰にでも簡単にできる上手な毎日の食事のとり方

ここまでは，1日の献立例を栄養価とともに，解説してきましたが，毎日のこととなるとなかなか実践しづらいものです。そこで，食材の選び方や食べ方についてのポイントを標語にまとめました。これを実践することにより，今までの食事を見直しただけで，バランスのよい食事をとることができます。「七つのチェックポイント」の各項目は，122ページより詳しく解説していますので，参照してください。

毎日，三，三，七拍子で食べよう

1日三回（朝・昼・晩）の食事に
主食，主菜，副菜の三つをそろえて
七つのチェックポイントを忘れずに

七つのチェックポイント

一 彩りを考えておいしく食べよう
栄養素のことをあれこれ考えなくても，赤，黄，緑，白，黒などの色合いをバランスよくとれば，必然的に栄養のバランスもとれてきます。

二 にんじん，大根，かぼちゃなどの野菜を1日300gは食べよう
野菜にはビタミン，ミネラルなどがたっぷりと含まれています。

三 味覚を研ぎ澄まして薄味でおいしいものを
塩分，糖分ともにとり過ぎないように。

四 よくかんでゆっくりと食べよう
家族みんなで，食事をゆっくりと楽しみ，よくかむことを習慣化しよう。

五 ごちそう控え目，油も控え目で標準体重をキープ
脂肪たっぷりのお肉などは控え目に。

六 昔から伝わるカルシウムたっぷりの保存食品を大切に
ゴマ，きな粉，切干し大根，ひじき，わかめなどの保存食品を上手に活用しよう。

七 なるべく間食とアルコールは控え目に
3回の食事をきちんと食べて，間食はとり過ぎないように注意しよう。
間食は3回の食事でとりにくい牛乳・乳製品や果物を中心にしよう。
アルコールの好きな方は飲みすぎに注意しよう。

Part 3 健康の知識編

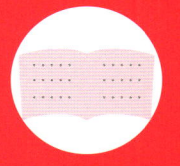

まずは，日本人の健康度について把握しよう
生活習慣病の危険因子と予防対策とは？
疫学研究からわかる長生きのヒント
健康診断で生活習慣を見つめ直す
健康寿命の延長を目的とした「健康日本21」
歯の健康は，健康寿命の延長につながる！
医学から延ばす健康寿命

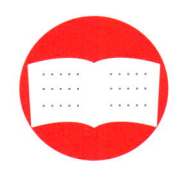

まずは，日本人の健康度について把握しよう

1 日本は平均寿命・健康寿命ともに世界一！

日本の総人口は，平成17年10月1日現在で1億2776万人です。このうち，15歳未満の人口は減少していますが（総人口の13.6％），その一方で65歳以上の人口は増加しています（総人口の21.0％）。この傾向はしばらく続くため，平成62年には65歳以上の割合が35.7％に達すると推計されています。このように，急速な少子高齢化社会の到来が予想されているのです。

高齢化が進むということは，寿命が長くなるともいえます。平均寿命は，大正時代では男女ともに40歳代前半でしたが，社会環境の整備や食生活の改善，医学・医療の進歩にともなって延び，昭和35年には男性65.32歳，女性70.19歳，平成17年（2005年）には男性78.53歳，女性85.49歳となり，日本は世界でも有数の長寿国の1つとなりました（図1）。

また，2002年にWHO（世界保健機関）が発表した健康寿命[※1]でみても日本は男性72.3歳，女性77.7歳と世界192ヶ国中の第1位でした。食事や入浴などの日常生活動作を自分で行い，認知症[※2]や寝たきりでない状態をできるだけ長く維持することが，健康寿命を延ばすことになるのです。

平均寿命と健康寿命の差は6～7年ありますが，この差を短縮するためにも，生活習慣病や寝たきりの防止が大切になります。

元気で活き活きした長生き「長・活き」を目指そうではありませんか。

※1 病気やけがで健康が損なわれている期間を平均寿命から差し引いて算出する。

※2 「認知症」とは，かつて使用されていた「痴呆」の代替語で，蔑視的な表現にならないように配慮された結果，変更された用語である。

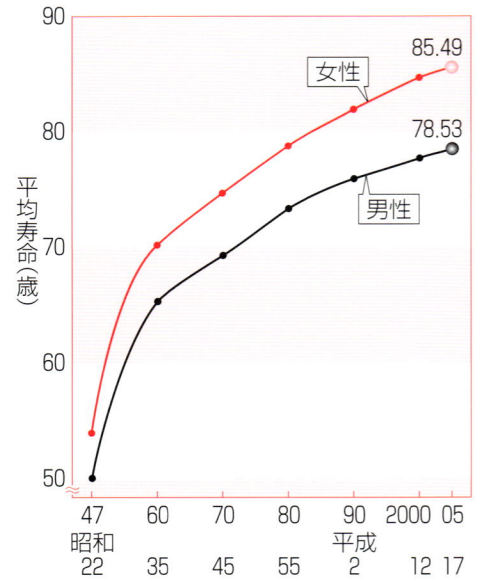

■ 1 平均寿命の推移
平均寿命は，昭和から平成にかけて急激に延びています。男性の平均寿命は，女性を上回ったことがなく，諸外国においても同様の傾向を示しています。
〈資料〉厚生労働省「簡易生命表」「完全生命表」

2 どのような疾病が多いのか？

　では，実際にはどのような疾病が多くみられるのでしょうか？　まず，死因としてあげられる疾病についてみると，近年の日本の年間の死亡数（約100万人）の第1位は悪性新生物いわゆる「がん」で，約30％が亡くなっています。第2位は「心疾患」で約16％，第3位は「脳血管疾患」で約12％となっていて，これら3つの疾患で死亡者全体の約60％を占めています。

　次いで，死亡順位の第4位は「肺炎」で約10％，第5位は「不慮の事故」で約4％，第6位は「自殺」で約3％，第7位が「老衰」で約2％となっています。

　風邪や高血圧といった直接の死因とはなりにくい疾病の状況を，死亡に関する資料から推定することは困難です。このため，自覚症状や通院状況，生活影響などについてもみておきます。

　国民生活基礎調査において，健康に関する調査が3年に1回行われています。その中で調べられている有訴者率（病気やけがなどで自覚症状のある者の率）は，平成16年では31.7％でした。有訴者率は，年齢が高くなるにしたがって上昇し，65歳以上でみると国民の半数近くが有訴者となっています。自覚症状として多いのは，「腰痛」「肩こり」「手足の関節が痛む」などでした。

　医療施設などに通院・通所している者の率（通院者率）は，平成16年では32.5％でした。通院者率もおおむね年齢が高くなるにしたがって上昇し，65歳以上でみると国民の6割以上が通院者となっています。通院者の傷病として多いのは，「高血圧症」「腰痛症」「虫歯」「糖尿病」などでした。

　健康上の問題で日常生活への影響がある者の状況についてみてみましょう。65歳以上でみると「日常生活動作」に影響がある者，「外出」に影響がある者はともに10.5％，「仕事・家事・学業」に影響がある者は9.5％，「運動」に影響がある者は6.4％でした。

　また，平成14年の患者調査（これも3年に1回行われています）によると，65歳以上の方の約4％が何らかの疾病で入院し，65歳以上の方の約11％が，何らかの疾病で外来での治療を受けていたことになります。

　傷病別にみてみると，入院では「精神および行動の障害」「循環器系の疾患」「新生物（がんなど）」などの割合が高く，外来では「消化器系の疾患（歯および歯の支持組織疾患を含む）」「循環器系の疾患」「内分泌，栄養および代謝疾患（糖尿病など）」などの割合が高いことがわかります。

生活習慣病の危険因子と予防対策とは？

かつては，がん，心疾患，脳血管疾患などのように加齢に伴って増加する疾患を「成人病」と呼んでいました。高血圧や糖尿病，高脂血症などもこれに入ります。そして，その防止のために早期発見・早期治療（二次予防と呼んでいます）を重視した対策が行われてきました。成人病という名称からは加齢だけが関係すると思われるかもしれませんが，実際には，個人個人の日常の生活習慣が大きく関与することが明らかになってきました。そこで，最近では「成人病」ではなく「生活習慣病」と呼ぶようになりました。これらの疾患は，個々のもつ遺伝的要因や環境要因に子供のころからの生活習慣が積み重なって起こってくるものです。遺伝的要因や環境要因を変えるのは難しいことですが，生活習慣は自分自身で変えていくことが可能です。生活習慣病の予防のためには，二次予防だけではなく，健康の保持・増進（一次予防と呼んでいます※）に主眼をおいた疾病予防対策を推進することが求められるようになっています。

3大疾病とは先ほどあげた死亡順位の上位を占める3つの疾病をさしますが，これらの発症，進行に関連することが知られている危険因子（リスク要因）とその予防対策について解説します。

1 がんの予防対策

※ ちなみに，疾病にかかってしまったあとで，疾病の悪化防止，社会復帰，機能喪失防止，アフターケア，リハビリテーションなどを三次予防と呼んでいます。

一次予防としては，健康の保持・増進を図ることがあげられます。日常の生活環境や職場の環境から発がん要因をできるだけ取り除き，また，発がん物質に対して生体の免疫機構が正常にはたらくような，健康な身体をつくっておくことが大切です。がんとの関係がよく知られている因子を図2にまとめておきます。

二次予防としては，集団検診における早期発見・早期治療があげられます。発がんの機構は完全には解明されておらず，発がんを阻止することは困難です。異論を唱える研究者も存在するようですが，無自覚であっても早期に発見して，外科的あるいは放射線などによる治療を行うことが必要と思われます。

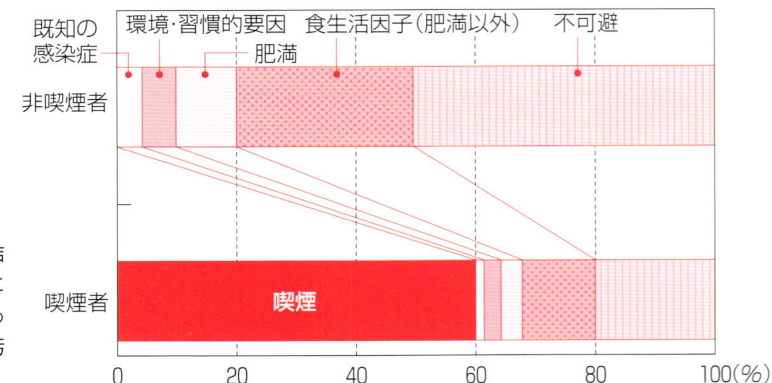

■ 2 アメリカにおける発がん因子の寄与率
グラフは，アメリカで調査された発がん因子の研究結果です。非喫煙者と喫煙者を比べると，喫煙がいかに発がん因子として，高い寄与率を占めていることがわかります。環境・習慣的要因とは，太陽光線・大気汚染・職業・飲酒・運動不足を含んでいます。

2 循環器疾患の予防対策

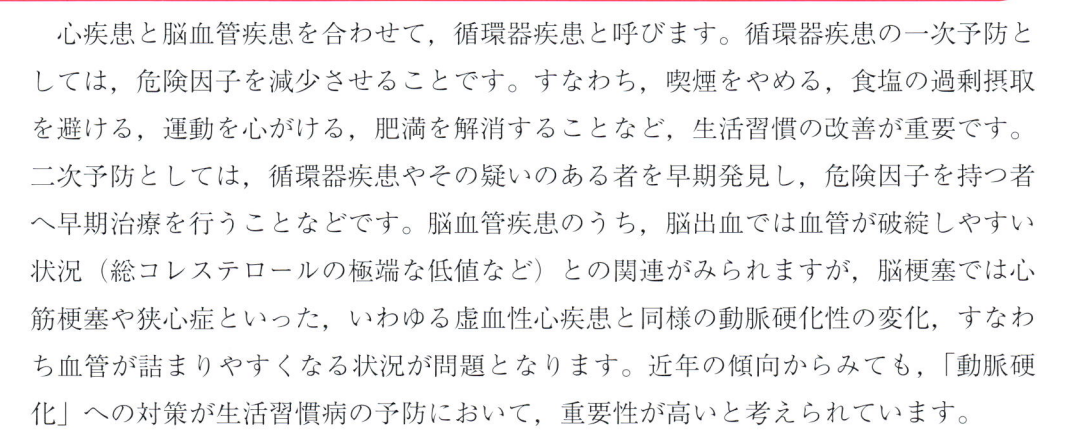

　心疾患と脳血管疾患を合わせて，循環器疾患と呼びます。循環器疾患の一次予防としては，危険因子を減少させることです。すなわち，喫煙をやめる，食塩の過剰摂取を避ける，運動を心がける，肥満を解消することなど，生活習慣の改善が重要です。二次予防としては，循環器疾患やその疑いのある者を早期発見し，危険因子を持つ者へ早期治療を行うことなどです。脳血管疾患のうち，脳出血では血管が破綻しやすい状況（総コレステロールの極端な低値など）との関連がみられますが，脳梗塞では心筋梗塞や狭心症といった，いわゆる虚血性心疾患と同様の動脈硬化性の変化，すなわち血管が詰まりやすくなる状況が問題となります。近年の傾向からみても，「動脈硬化」への対策が生活習慣病の予防において，重要性が高いと考えられています。

3 動脈硬化症の3大危険因子とは？

　脳動脈硬化症と冠動脈※1硬化症で多少の違いはあるものの，動脈硬化症の危険因子の多くは共通しています。動脈硬化症の危険因子のうち，3大危険因子とされるものに，「喫煙」「高血圧」「高コレステロール血症」があります。性別や年齢※2も関係はありますが，これらは残念ながら改善できる要因ではありません。このほかの危険因子としては，糖尿病，肥満，痛風（高尿酸血症も含む），ストレス，遺伝，運動不足，A型性格行動パターン※3などがあげられます。加齢による生理的な動脈硬化は一種の老化現象ですが，これにさまざまな危険因子が集積することによって，いわゆる動脈硬化症が起こります。アンバランスな食生活，喫煙，ストレス，運動不足などが動脈硬化※4を進行させます。不適当なライフスタイルと動脈硬化症のつくる悪循環について図3に示します。

　これらの危険因子は単独で存在するよりも集積することで，より危険度が増加することが多くの研究によって示されています。例えば，アメリカにおける研究では喫煙，高血圧症，高コレステロール血症の3大危険因子の組み合わせでは，危険因子が単独の場合と比較して，3.6倍にも虚血性心疾患の発生率が高まることが報告されています。ちなみに，危険因子が単独の場合をみても，危険因子がないグループと比較すると2倍以上の虚血性心疾患の発生率になっているので，3大危険因子の組み合わせでは，危険因子がないグループと比較すると8倍ほど危険が高まることになります。

※1　心臓に栄養と酸素を供給する動脈。
※2　性別では男性において動脈硬化症の危険度が大きく，年齢では高齢であるほど動脈硬化症の危険度が大きい。
※3　ここでいう，A型性格行動パターンとは，「競争心が強い」「責任感が強い」「せっかち」などの性格で，血液型のA型が危険因子というわけではありません。
※4　最近では子供のうちからの動脈硬化が問題となっています。

不適当なライフスタイル	食品の偏り 運動不足 ストレス過剰
危険因子	高血圧，高脂血症，喫煙，糖尿病，肥満，痛風
動脈硬化	冠動脈硬化 脳動脈硬化 腎動脈硬化 末梢動脈硬化
合併症	虚血性心疾患 脳卒中 腎不全 閉塞性動脈硬化症
転帰	死亡 障害

■3　ライフスタイルの悪循環で加速する動脈硬化

4 喫煙と動脈硬化の深い関係

①喫煙が虚血性心疾患におよぼす大きな影響

　肺がんをはじめとするいくつかの悪性新生物と喫煙との関連については，すでによくご存じのことと思います。では，先に述べてきたように喫煙が動脈硬化を進行させることにより，さまざまな循環器疾患の危険因子となっていることはご存じだったでしょうか？

　喫煙者において非喫煙者の何倍くらいその疾患で死亡するかという指標（相対危険度といいます）をみてみると，1日1箱の喫煙では，虚血性心疾患においても脳血管疾患においても，数倍といったところでしょうか。肺がんでは，この相対危険度という指標は，いろいろな研究において5～10倍くらいであることが示されています。つまり喫煙がそれぞれの疾患（および死亡）を何倍くらいに増やすかという見方をするなら，肺がんに対する作用の方がより強力なのです。ところが肺がんという疾患と虚血性心疾患という疾患を比較すると，元々の患者さんの数は虚血性心疾患の方がとても多いので，せいぜい数倍といっても，その数は大変なものになります。社会的な影響の大きさからみると，喫煙が虚血性心疾患におよぼす影響は甚大といえます。

　図4のグラフは，わが国で行われた追跡調査をまとめたものです。喫煙習慣の長い者は，非喫煙者に比べ，およそ7倍も心疾患で死亡しやすいことが示されています。しかし，過去に喫煙習慣があったとしても，現在，禁煙を行っている者は，2倍前後とその割合が抑えられていることがわかります。

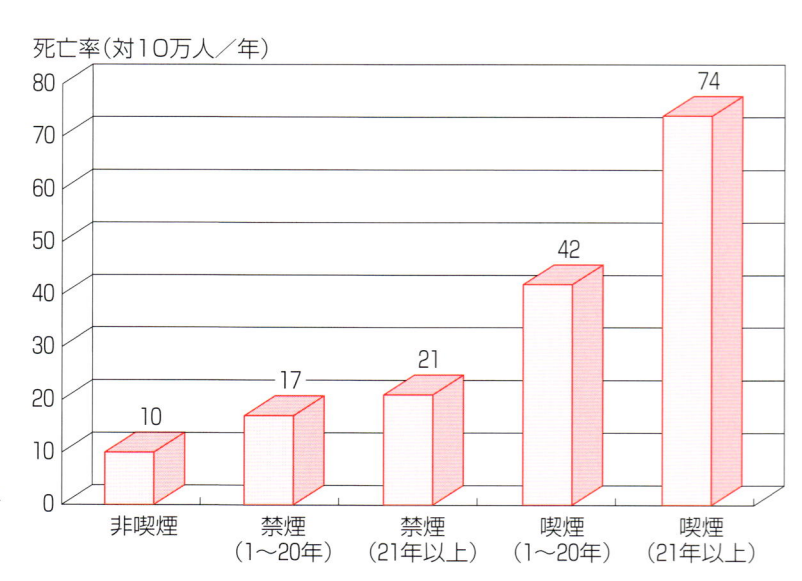

■4　喫煙習慣別の心疾患死亡数
グラフは，30～60歳の男性39,602人を14年間追跡した調査結果。禁煙・喫煙の（　）は喫煙習慣の年数を示しています。
〈資料〉NIPPON DATA 80

死亡率(対10万人／年)

区分	死亡率
非喫煙	10
禁煙（1～20年）	17
禁煙（21年以上）	21
喫煙（1～20年）	42
喫煙（21年以上）	74

②喫煙が動脈硬化を引き起こすメカニズム

　喫煙の影響で，血管の内皮（管の内側の壁です）が傷つきやすくなり，物質が染み込みやすくなります。このことにより，コレステロールなどが血管に蓄積し，血小板などの血液が固まるために必要な物質が必要以上にはたらいてしまうことなどが，喫煙による動脈硬化の進行の原因として考えられています。

　また，喫煙は脂質代謝にも影響をおよぼします。例えば，動脈硬化の進行を遅くする善玉のコレステロール※1を減少させ，悪玉のコレステロール※1の変性を促進することが知られています。このことは，特に高コレステロール血症がある場合に喫煙が動脈硬化を顕著に進展させることの理由と考えられています。

5　食生活・運動習慣が危険因子を減らす

　高血圧，高脂血症，肥満，糖尿病，高尿酸血症などの危険因子は，どれも皆，食生活と密接に関連する要因です。特に消費エネルギーに対する摂取エネルギーの相対的過剰によってもたらされる肥満は，肥満単独でも虚血性心疾患の危険因子であることが知られているのですが，それ以外にも高血圧，高脂血症，糖尿病，高尿酸血症などといった，ほかの危険因子を助長することが知られています。不適当な食生活の結果として，これらの危険が起こってくるのです。

　高血圧症，高脂血症，肥満（特に内臓脂肪の蓄積），糖尿病などの複数の危険因子が重なり，動脈硬化症の発症の危険性が高まった状態は，近年ではメタボリックシンドローム（内臓脂肪症候群）※2として捉えられています。メタボリックシンドロームには，その背景として遺伝的要因や加齢なども関係がありますが，食習慣や身体活動といった日常の生活習慣が深く関連することが知られているので，早期に生活習慣を改善することが重要です。高血圧症予防のためには減塩※3が推奨されています。高脂血症のうち，高コレステロール血症の予防のための食事としては，動物性脂肪やコレステロールを多く含む食品の制限が必要ですし，高中性脂肪血症に対しては，脂肪摂取に対する注意のほかに，アルコール，甘い菓子類，果物などの糖質の摂取も，合わせて制限することが必要になります。肥満は，ほかの危険因子とも密接に関連しますから，運動と減食による減量が必要です。

　さらに，ライフスタイルの改善として，禁煙，ストレスの解消，運動習慣の維持などが重要となってきます。

※1　善玉のコレステロールをHDLコレステロール，悪玉のコレステロールをLDLコレステロールといいます。

※2　メタボリックシンドロームの診断基準：①と②〜④の2つ以上を満たす場合
①腹囲が男性85cm以上，女性90cm以上
②トリグリセライド値150mg/dl以上，HDLコレステロール値40mg/dl未満のいずれか，または両方
③収縮期血圧130mmHg以上，拡張期血圧85mmHgのいずれか，または両方
④空腹時血糖値110mg/dl以上

※3　「日本人の食事摂取基準（2005年版）」の1日の食塩の摂取量（目標量）は，男性10g未満，女性8g未満となっています。

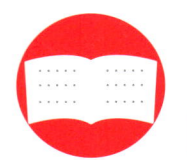

疫学研究からわかる長生きのヒント

私たちの生活習慣がいかに疾病の発症や人間の寿命に関わっているかについて，いくつかの例をお示ししましょう。以下の例は，人間の集団を対象として，長い年月をかけて観察することにより，成果を見出す研究で「疫学研究」と呼ばれます。実験室で動物や細胞を用いて行う研究と比較すると，時間や手間がかかることが多く，研究成果の解釈に影響をおよぼすさまざまな要因を補正することにも苦労を伴いますが，日常生活を営んでいる生身の人間から直接得られたデータですので，大いに参考になります。

1 よい生活習慣の人ほど長生き

ブレスローの7つの健康習慣は，アメリカのブレスローという学者が，1980年に発表した考えです。喫煙，飲酒，運動，肥満，睡眠，食生活という日常の生活習慣に関して，喫煙については「喫煙をしない」，飲酒については「飲酒を適度にするかまったくしない」，運動については「定期的にかなり激しい運動をする」，肥満については「適正体重を保つ」，睡眠については「7～8時間の睡眠をとる」，食生活については「毎日朝食をとる」および「不必要な間食をしない」という7つの健康習慣を，健康の保持・増進に好ましい日常生活習慣として見出しています。

約7,000人弱を対象とした9年半の追跡調査を行って，これら7つの健康習慣をより多く行っている群は，そうでない群と比較して，身体的・精神的健康度が高いことを示しています。具体的には7つの健康習慣のうち，6つ以上行っているグループは，4～5つ行っているグループと比較すると約3割ほど観察期間中の死亡が少なく，0～3つしか行っていないグループと比較すると約6割も観察期間中の死亡が少ない結果が得られました。

皆さんも，実際にご自身の生活習慣について考えていただくと，7点満点のうち，どれくらいの点数となるでしょうか？ 表5でチェックしてみてください。

飲酒の適量とはどれくらいか，かなり激しい運動とはどれくらいの強度か，適正体重をどう評価するか，といったような点に関して，議論の余地のある部分もありますが，私たちが実際に行っている地域や職域におけるフィールド調査においても，より多くの望ましい健康習慣の保持は，健康診断における検査成績に好ましい方向ではたらいていることが観察されています。

☐ 喫煙をしない。
☐ 飲酒を適度にするかしない。
☐ 定期的に激しい運動をする。
☐ 適正体重を保っている。
☐ 7～8時間の睡眠をとる。
☐ 毎日朝食をとる。
☐ 不必要な間食をしない。

■5　7つの健康習慣のチェック項目（ブレスロー）

2 高齢からでも禁煙・運動の習慣は効果あり

　疫学研究から得られた成果をもう少し紹介しておきましょう。スタンフォード大学医学部健康研究政策学科疫学の名誉教授でハーバード大学公衆衛生学部疫学の教授でもあったパッフェンバーガーらは，ハーバード大学卒業生を対象とした多くの研究を行っています。

　その1つでは，20年以上の追跡調査において，身体活動量と全死因の死亡率との間に，身体活動量が多い群ほど，全死因による死亡率は低値を示すという関係を認め，逆に喫煙，高血圧，肥満などが死亡率を高める因子であることを示しています。

　また，ハーバード大学の卒業生10,269名を対象として，1977～1985年までの間の全死因による死亡におよぼす，それより以前の生活習慣，肥満，血圧などの影響と，さらに約十数年を隔てた生活習慣などの変容の影響について，次の報告をしています。

　1962年（一部の対象者では1966年）の時点での生活習慣と，約10～15年後にあたる1977年時点での生活習慣が10年間の前と後で，よいままであったり，悪いままであったり，よくなったり，悪くなったり，といった行動変容を調査しました。調査因子として，週に2,000kcal以上の身体活動，4.5メッツ（MET）※1以上の運動，喫煙，高血圧，BMI※2が26以上の肥満などについて1962～1966年の時点で，それぞれの習慣を持っていたかどうか，1977年の時点ではどうか，というように4つの群に分類しました。運動をしないままだったグループと比較して，4.5メッツ以上の運動をずっと続けていたグループでは約3割，以前は運動をしていなかったが運動をするように変容したグループでは約2割，観察期間中の死亡がそれぞれ少なかったことがわかりました。また，喫煙し続けていたグループと比較して，たばこをやめたグループで約4割，元々喫煙しなかったグループでは約5割も観察期間中の死亡が少ないことが示されています。正常血圧を維持すること，適正体重を維持することも同様に観察期間中の死亡を少なくする方向にはたらいているようです。

　また，彼らは，新しい生活習慣を取り入れるには，より若いうちから始めた方が，より効果的ではあるものの，高齢になってからでも適度な運動習慣を取り入れたり，消費エネルギーを増加させたり，禁煙したり，正常血圧を維持したりした人においては，有意な延命効果が認められるということもいっています。すなわち，どのような年齢にあっても，好ましい生活習慣を取り入れ，維持していくということは，決して遅くないということのようです。

※1　メッツ（MET）は運動の強さの単位で，数値が高いほど激しい運動といえます。詳しくは61ページを参照してください。

※2　BMIは，ボディ・マス・インデックスの略で，体重（kg）÷身長（m）÷身長（m）で求めます。日本で用いられている判定法は，20～23が理想的な体重で，25以上が肥満とされています。詳しくは128ページを参照してください。

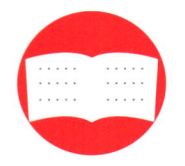

健康診断で生活習慣を見つめ直す

1 さまざまな形で行われている健康診断

　国民の保健の向上と老人の福祉の増進を図る目的で制定された老人保健法という法律があります。市町村が実施主体となって老人保健法に基づく保健事業として実施しているものに，❶健康手帳の交付，❷健康教育，❸健康相談，❹健康診査，❺医療等，❻機能訓練，❼訪問指導の7つの事業があります。このうち，健康診査には，40歳以上の地域住民を対象とした基本健康診査という，いわゆる生活習慣病検診に相当する健康診断が行われています。

　勤めている人の場合は労働安全衛生法という法律によって，職種にもよりますが年に1回以上の健康診断を受けることが義務づけられています。

　自営業の人や家庭の主婦，仕事を定年などで退職した人は，市町村が実施する基本健康診査すなわち地域住民健診によって，年に1回自分の健康状態をチェックすることが大切です。地域の公民館などを会場として一斉健診の形で行われる場合や，かかりつけの開業医や病院などで個人個人が決められた期間の中で受診することができるような形式など，さまざまですので，お住まいの市区町村で確認して下さい。

2 健康診断の検査項目

　表6にあげたように，基本健康診査の項目としては，問診，身体計測，医師の診察，血圧，検尿，循環器検査，脂質検査，肝機能検査，腎機能検査，糖代謝の検査，貧血検査が含まれます。

必須項目：問診・身体計測（身長，体重等）・理学的検査（視診，打聴診，腹部触診等）・血圧測定・検尿（糖，たんぱく，潜血）・循環器検査〈血液化学検査〉（血清総コレステロール，HDLコレステロール，中性脂肪）・肝機能検査（血清AST（GOT），ALT（GPT），γ-GTP）・腎機能検査（血清クレアチニン）・血糖検査
選択項目〔医師の判断に基づき実施〕：心電図検査・眼底検査・貧血検査（赤血球数，ヘモグロビン値，ヘマトクリット値）・ヘモグロビンA_{1c}検査・血清アルブミン検査

■ 6　基本健康診査の項目
基本健康診査は40歳以上の方を対象として行われているもので，生活習慣病の予防・早期発見に役立っています。

また，平成10年度より一般財源化された（市区町村の負担で実施することとなった）ため，表6には含まれていませんが，がん検診として，胃がん，子宮がん，肺がん，乳がん，大腸がんの検診も合わせて実施されています。

　こういった健康診断・成人病検診・人間ドックなどは，二次予防（早期発見，早期治療）の目的で実施されるものであり，何ら自覚症状のないような段階で検査項目にあるような疾患を発見するために，ふるい分けのための検査を行うものです。最初の検査で引っかかった場合には，より精密な検査を行って診断を下します。ですから，最初の検査で引っかかっても，再検査や精密検査では特に重大な疾患が発見されないようなこともありますし，また，何ら自覚症状がないのに病気が見つかることもあります。

　「何か病気が見つかると怖いから健康診断を受けない」という人がいますが，病気を早くに見つけて治療する，そして生活習慣を改善するということが，生活習慣病の予防のためには非常に大切なことになるので，積極的に受診しましょう。また，生活習慣の改善として，運動があげられますが，運動を安全かつ効果的に実施するためにはメディカルチェックが必要です。詳しくは50ページから解説しますが，ご自身の運動能力を確認して，安全で有効な運動の指導を受けてください。

「酒は百薬の長」とするには？ 〜最近の研究では適量は少量？〜

　「酒は百薬の長」とは，漢書という中国の古い書物にある言葉だそうです。たばこと違って，飲酒は少量・適量であれば身体によいものとされてきました。大量の飲酒では，肝臓や膵臓などの障害を引き起こし，高血圧，脳卒中などのリスクが増加しますが，少量で適度の飲酒は，ストレスを軽減し，動脈硬化の予防にも役立つとされています。

　飲めない体質の方やアルコール依存症の方では，少量の飲酒なら大丈夫ということはありませんので，その点は注意が必要ですが，以前は，「日本酒換算で1日当たり2合まで，週に2日は休肝日を設ける」などといった飲み方が推奨されていました。健康日本21でも，節度ある適度な飲酒の目安として，1日平均純アルコールで約20g程度の飲酒をあげています（117ページ）。

　さらに，近年の疫学研究（厚生労働省多目的コホート研究）でも，少量の飲酒をする群において総死亡やがん死亡のリスクが低いことが示されました。ここでいう少量の飲酒とは，日本酒では2日に1合（1日2合ではありません）程度とされています。毎日2合程度以上の飲酒をする群では，総死亡やがん死亡のリスクが増加することも示されています。

　酒を百薬の長とするか，毒としてしまうかは，個々人が自分の体質や体調を見極め，飲酒する場合でも飲みたい量を飲むのではなく，思ったよりも少量が適量だということを理解しておくことが大切です。

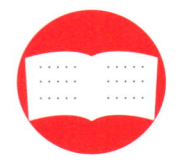

健康寿命の延長を目的とした「健康日本21」

1 健康日本21が目指すもの

「1人ひとりが80歳になっても身のまわりのことができ，社会参加もできるような生き生きとした生活を送ることにより，明るく生き生きした社会を形成する」という目的で，昭和63年から第2次国民健康づくり対策（いわゆるアクティブ80ヘルスプラン）が国の施策として実施されてきました。この中では疾病の早期発見，早期治療という「二次予防」から，疾病の発生予防，健康増進といった「一次予防」に重点を置くことや，栄養，運動，休養のバランスの取れた生活スタイルの確立を図ることに重点が置かれていました。

さらに2000年からは新たに，21世紀における国民健康づくり運動（健康日本21）という生涯を通じた健康づくりがすすめられています。これは健康を増進し発病を予防する「一次予防」に重点を置いた施策を強力に推進し，国民の健康寿命の延伸および生活の質の向上を図るために，生活習慣や生活習慣病の9つの分野について，国の取り組みの方向性と目標を示したものです。一言でいえば，「若年死亡の減少」と「認知症や寝たきりにならないで生活できる期間（健康寿命）の延長」を理念とする生涯を通じた健康づくりということのようです。

2 アメリカの「Healthy People 2000」

「健康日本21」の施策の先輩ともいえるアメリカの「Healthy People（ヘルシーピープル）2000」では，「健康増進」「健康保護」「予防サービス」の3つの大きな目標の中で，特に優先度の高い22分野について，合計319項目の数値目標を設定していました。1990年からの10年間で，アメリカでは虚血性心疾患による死亡率が28％減少したのをはじめ，全がんによる死亡率の減少や，肺がんによる死亡率の増加傾向をくい止めたり，エイズ罹患率の低下，たばこ関連疾患による死亡率の減少などで目標が達成されました。

現在では2001年から「Healthy People 2010」に引き継がれ，目標項目は28分野467項目と拡大されています。

3 健康日本21の目標

　「健康日本21」では,「栄養・食生活」「身体活動・運動」「休養・こころの健康づくり」「たばこ」「アルコール」「歯の健康」「糖尿病」「循環器病」「がん」などについてふれられています。例えば,「身体活動・運動」の項目では身体活動量が多い者や,運動をよく行っている者は,総死亡,虚血性心疾患,高血圧,糖尿病,肥満,骨粗しょう症,結腸がんなどの罹患率や死亡率が低いこと,また,身体活動や運動がメンタルヘルスや生活の質の改善に効果をもたらすこと,高齢者においても歩行など日常生活における身体活動が寝たきりや死亡を減少させる効果のあることなどが,これまでの研究のまとめとして紹介されています。また,積極的に外出したり,地域活動を実施している人の増加,日常生活における歩数の増加などが目標として掲げられています（51ページを参照）。

　特に高齢者については,身体活動量を増加させる方法として,日常生活の中であらゆる機会を通じて外出すること,ボランティアやサークルなどの地域活動を積極的に実施することなどを推奨しています。このような身体活動を行なうことによって,高齢者の生活の質を規定している日常生活動作（ADL）の低下をもたらすような障害の発生を予防し,活動的余命を延長させることができるとしています。

　また,「たばこ」の項目では,たばこは,肺がんをはじめとして喉頭がん,口腔・咽頭がん,食道がん,胃がん,膀胱がん,腎盂・尿管がん,膵がんなどの多くのがんや,虚血性心疾患,脳血管疾患,慢性閉塞性肺疾患,歯周疾患などの多くの疾患,低出生体重児や流・早産など妊娠に関連した異常の危険因子であること,本人の喫煙のみならず,周囲の喫煙者からのたばこ煙による受動喫煙も,肺がんや虚血性心疾患,呼吸器疾患,乳幼児突然死症候群などの危険因子であること,さらにたばこによる疾病や死亡のために,1993年には年間1兆2000億円（国民医療費の5％）が超過医療費としてかかっていることが試算されており,社会全体では少なくとも4兆円以上の損失があるとされていることなどが紹介されています。この対策として,喫煙がおよぼす健康影響についての知識の普及,未成年の喫煙をなくす,公共の場や職場での分煙の徹底,および効果の高い分煙についての知識の普及,禁煙,節煙を希望する者に対する禁煙支援プログラムをすべての市町村で受けられるようにすることなどがあげられています。

　健康日本21を紹介する本もいろいろ出ていますが,（財）健康・体力づくり事業財団のホームページ（http://www.kenkounippon21.gr.jp/）も参考になさってください。

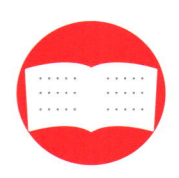

歯の健康は，健康寿命の延長につながる！

1 歯の健康と健康寿命

①75～85歳で20歯以上
　現状　　　3.3%
　平成22年　20%以上
②55～64歳で24歯以上
　現状　　　33.5%
　平成22年　50%以上
③歯科検診を定期的に受診する55～64歳の割合
　現状　　　10.4%
　平成22年　30%以上

■7　北海道・健康づくり基本指針（すこやか北海道21）

　歯を健康に保つことは，食べ物をそしゃくするときや，会話を楽しむといった生活をするために，不可欠なものです。虫歯や歯周病を予防することは，歯の喪失を防ぐために重要であり，表7のような目標が1つの指針として提示されています。

　また，歯の健康はからだに影響を与えることがあります。このことについて，（社）岐阜県歯科医師会では図8のように説明しています。

　さらに，健康な歯を多く残している高齢者は，良好なそしゃく機能によって，脳に刺激をあたえ，脳内血流が増加し，認知症の予防につながると考えられています。すなわち，今後，歯の健康状態が改善されて，健康寿命が延び，元気でいきいきとした高齢者が増加することが期待されるのです。

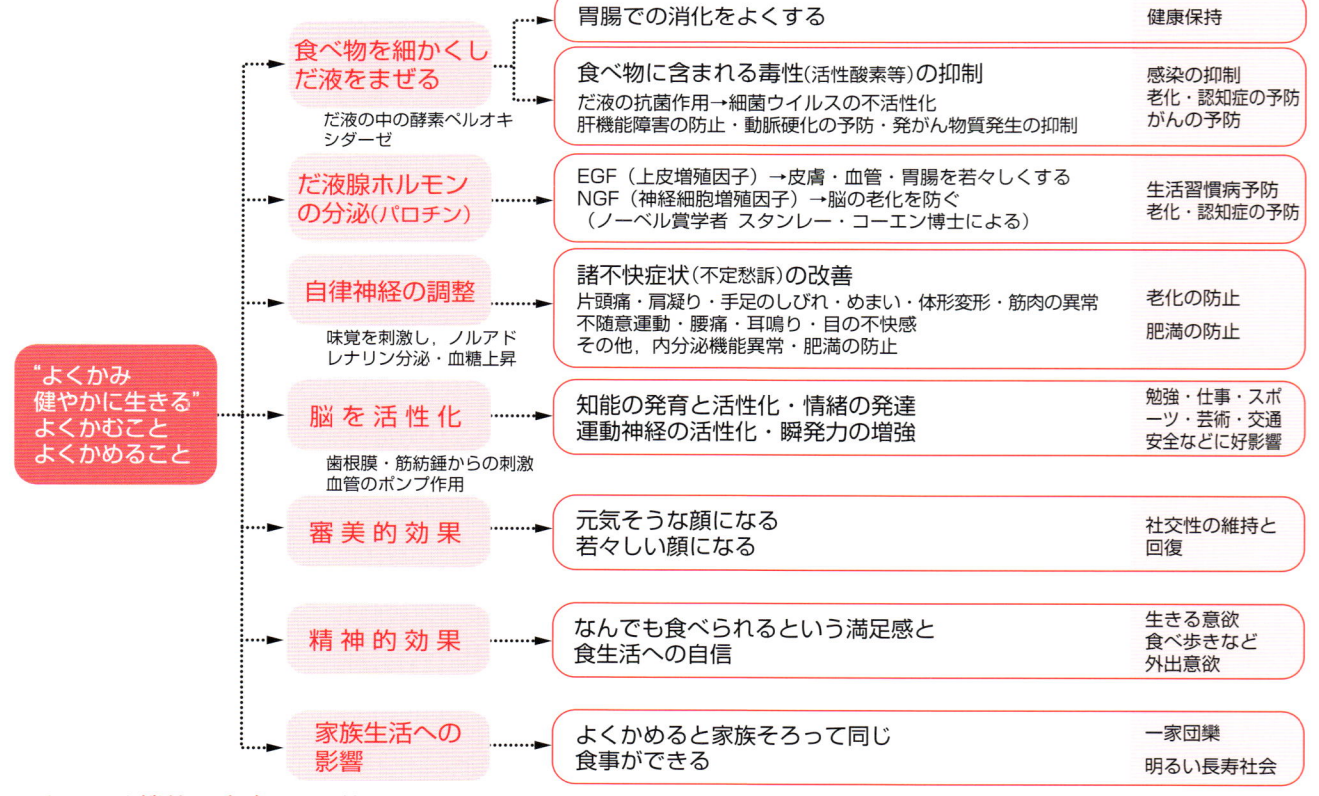

"よくかみ健やかに生きる"
よくかむこと
よくかめること

- 食べ物を細かくしだ液をまぜる
  - 胃腸での消化をよくする → 健康保持
  - 食べ物に含まれる毒性（活性酸素等）の抑制
    だ液の抗菌作用→細菌ウイルスの不活性化
    肝機能障害の防止・動脈硬化の予防・発がん物質発生の抑制
    → 感染の抑制／老化・認知症の予防／がんの予防
  - だ液の中の酵素ペルオキシダーゼ

- だ液腺ホルモンの分泌（パロチン）
  - EGF（上皮増殖因子）→皮膚・血管・胃腸を若々しくする
  - NGF（神経細胞増殖因子）→脳の老化を防ぐ
    （ノーベル賞学者 スタンレー・コーエン博士による）
  - → 生活習慣病予防／老化・認知症の予防

- 自律神経の調整
  - 諸不快症状（不定愁訴）の改善
    片頭痛・肩凝り・手足のしびれ・めまい・体形変形・筋肉の異常
    不随意運動・腰痛・耳鳴り・目の不快感
    その他，内分泌機能異常・肥満の防止
  - 味覚を刺激し，ノルアドレナリン分泌・血糖上昇
  - → 老化の防止／肥満の防止

- 脳を活性化
  - 知能の発育と活性化・情緒の発達
    運動神経の活性化・瞬発力の増強
  - 歯根膜・筋紡錘からの刺激　血管のポンプ作用
  - → 勉強・仕事・スポーツ・芸術・交通安全などに好影響

- 審美的効果
  - 元気そうな顔になる
    若々しい顔になる
  - → 社交性の維持と回復

- 精神的効果
  - なんでも食べられるという満足感と食生活への自信
  - → 生きる意欲／食べ歩きなど外出意欲

- 家族生活への影響
  - よくかめると家族そろって同じ食事ができる
  - → 一家団欒／明るい長寿社会

■8　そしゃく機能の全身への影響
　昔は，一番上の流れ「胃腸での消化をよくする」しか認識されていなかったが，現在ではこんなに多くの全身的影響がわかっています。

2 8020は中身も大切

「8020」は「ハチ マル ニイ マル」と読み，80歳になっても20本以上自分の歯を保とう，という運動です。人間には，親知らずを除くと，28本の歯があるので，80歳で20本の歯を保つということは，80歳で8本の歯を喪失していることを示しています。しかし，この8本の歯の喪失にも，さまざまなバリエーションがあります。例えば，喪失・欠損部位が臼歯部のみであっても，図9のような5例が考えられます。図9の❶のように，4つの咬合支持域をもつものから，❺のように咬合支持域をもたないものまであります。咬合支持域とは，かみ合わせが左右側の小臼歯部と大臼歯部のそれぞれ2ヵ所ずつ，合計4ヵ所の咬合接触によって保持されていることを基本としています（1955年 Eichner,Eの分類）。

つまり，一口に8020が達成されたとしても，その状態には各個人で相当の違いがあることになります。ここで重要なことは，かみ合わせが適切にできる状態に自分の歯を保持できるかどうかです。また，8本もしくはそれ以上の歯を喪失しても入れ歯（義歯）やインプラント（図10）によってかみ合わせを回復する方法もありますので，あきらめないでください。もちろん，ご自身の歯が人工のものより優れているのは明らかですので，歯を喪失しないようにメンテナンスすることが基本です。

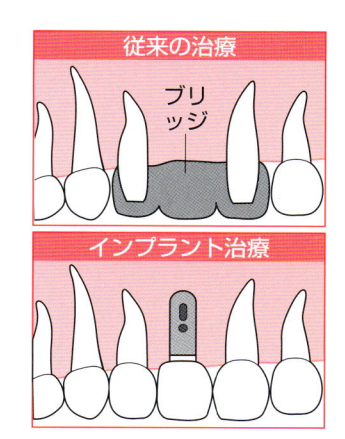

■ 10　インプラント治療
従来の治療では喪失した歯の両隣の歯を削ってブリッジをかけていましたが，インプラント治療では喪失した歯の部分にだけインプラントを埋め込むので，自然な状態に近づきます。

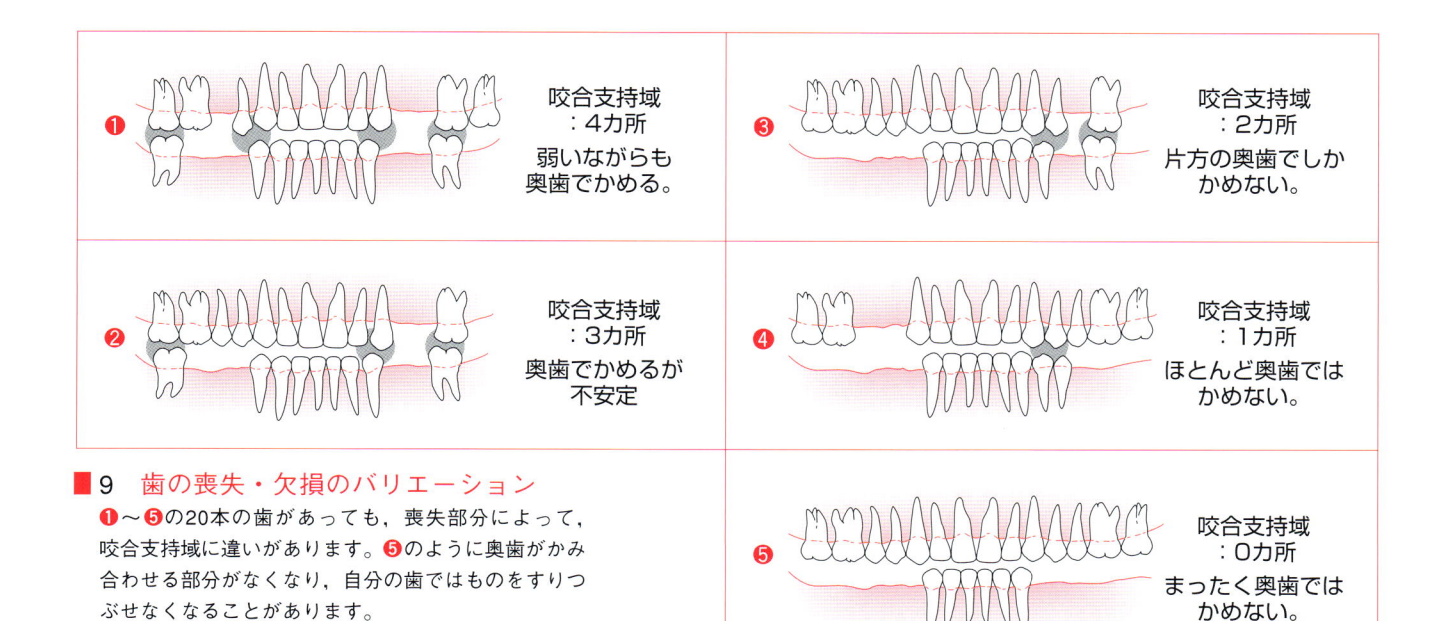

❶ 咬合支持域：4カ所　弱いながらも奥歯でかめる。
❷ 咬合支持域：3カ所　奥歯でかめるが不安定
❸ 咬合支持域：2カ所　片方の奥歯でしかかめない。
❹ 咬合支持域：1カ所　ほとんど奥歯ではかめない。
❺ 咬合支持域：0カ所　まったく奥歯ではかめない。

■ 9　歯の喪失・欠損のバリエーション
❶〜❺の20本の歯があっても，喪失部分によって，咬合支持域に違いがあります。❺のように奥歯がかみ合わせる部分がなくなり，自分の歯ではものをすりつぶせなくなることがあります。

3 歯科保健の主役は誰？

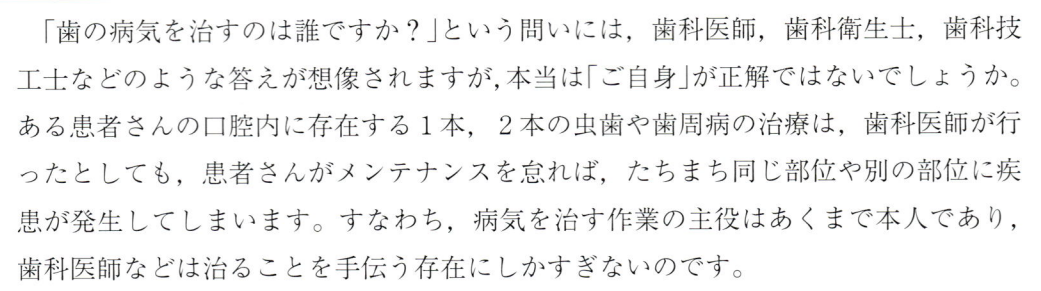

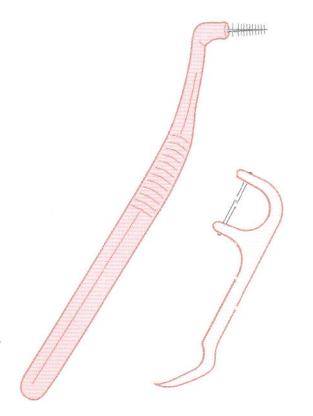

「歯の病気を治すのは誰ですか？」という問いには，歯科医師，歯科衛生士，歯科技工士などのような答えが想像されますが，本当は「ご自身」が正解ではないでしょうか。ある患者さんの口腔内に存在する1本，2本の虫歯や歯周病の治療は，歯科医師が行ったとしても，患者さんがメンテナンスを怠れば，たちまち同じ部位や別の部位に疾患が発生してしまいます。すなわち，病気を治す作業の主役はあくまで本人であり，歯科医師などは治ることを手伝う存在にしかすぎないのです。

歯は全部で1つの臓器として考えるべきであり，口腔という器官全体が正常に機能するためには，日ごろのメンテナンスが非常に重要です。毎食後の歯磨きを行うとともに，歯と歯の間を刷掃する歯間ブラシやデンタルフロスを必要に応じて使用するのがよいでしょう（図11）。なお，口腔内には300種類もの常在菌がおり，歯周ポケットの中の菌は歯磨きだけでは取り除けないので，定期的に歯科医師に診てもらうことが必要です。例えば，親知らず（第3大臼歯）を除く28本のすべてに深さ5mmの歯周ポケットがあったとすると，その面積は手のひらぐらいの大きさとなり，そこには歯垢1mg当たり約1億の細菌がついているといわれています。したがって，定期的に歯と歯ぐきをチェックし，必要に応じて歯石の除去を半年～1年に1回，行ってほしいものです。

日本全国の医師（医療施設従事者）の数が約25万人であるのに対し，歯科医師（医療施設従事者）の数は約9万人もいることを考えれば，歯・口腔という臓器の疾患の問題がいかに深刻であることがわかります。これは同時に，歯科保健管理が行える多くの人材が日本に存在しているともいえます。数多くある歯科医院から，ご近所で評判のよい歯科医師を見つけ，ぜひ訪れてください。

■11 歯間ブラシ（左）とデンタルフロス（右）
歯ブラシの毛先が届きにくい歯間の歯垢の除去には，歯間ブラシやデンタルフロスが有効です。歯間のすき間が大きい場所は歯間ブラシを，密な場所はデンタルフロスを用います。図のデンタルフロスはホルダー付き（柄付き）ですが，糸だけのものもあります。

※ 阪神淡路大震災の際に，ご自宅の倒壊や火災の被害にあわれた高齢者のうち，入れ歯を置き忘れた方々がおられ，その後の食事に苦労されたことがありました。これをきっかけとして，現在では総入れ歯やそれに近いサイズの部分入れ歯は，就寝時にも口腔内に装着していたほうがよいともいわれています。しかし，飲み込める程度の大きさの部分入れ歯の場合は，誤飲や誤嚥の危険性があるため，寝る前にはずしておいたほうがよいでしょう。

口腔ケアのポイント　～歯や歯ぐきを傷めずにきれいに清掃する方法～

①歯の磨き方：歯ブラシの毛先を歯に軽く当て，細かく振動させるように動かします。強く磨いたり，歯ブラシを大きく動かすと，歯ぐきを傷つけたり，磨き残しがでてくるので，注意しましょう。

②歯間の清掃：歯間ブラシやデンタルフロスを歯間部に入れて，前後に動かして歯垢をかき出します。力を入れず，ゆっくりと動かしましょう。

③入れ歯の清掃：歯磨きのときには入れ歯をはずし，水を流しながら歯ブラシで磨きます。寝る前は，入れ歯を洗浄液に浸しておきます※。

4 歯の衛生週間

歯や口腔について，年1度，注意を喚起する国民行事として，「歯の衛生週間」が6月4日※から1週間をかけて実施されます。「歯の衛生週間」が実施されるようになったのは1958年からで，今日では定着した感があり，年に1度，歯，歯ぐき，かみ合わせ，舌，口腔粘膜をチェックするよい機会となっています。

また，「歯の衛生週間」だけでなく，時々口の中を鏡でのぞき，不安を感じたら，歯科医師にご相談することをお勧めします。理想的な歯科医師は，患者さんの口の中の状態をきちんと説明し，治療内容は同意を得た上で進めていきます。そのような歯科医師を探し，長年，付き合っていくことが歯の健康にとって大切なことといえます。

歯の健康を保つことが，健康寿命の延長に直結していることを考えれば，信頼できる歯科医師と出会い，積極的に利用していくことが重要といえるでしょう。

※ なぜ6月4日かといいますと，1928～1938年に日本歯科医師会が6（む）4（し）にちなんで，この日を「虫歯予防デー」としたことから始まりました。

5 スポーツ歯学からわかる健康寿命

スポーツ歯学は健康科学の一分野でもあり，健康寿命を延長するための健康運動とも深い関わりがあります。スポーツ歯学が果たす役割は，次の3つがあります。

第一に，栄養補給の入り口である歯・あご・口腔を健康に保つことで，適時に適切に飲食物を摂取し，身体活動を実施する上で，十分な身体の健康・栄養状態を維持すること。第二に，歯折，顎骨骨折，口唇裂傷などのスポーツ外傷や，顎関節症などのスポーツ障害を発生させないような安全対策と指導，そして治療を行うこと。特に，マウスピース（図12）は外傷予防対策として重要と考えられています。第三に，スポーツを行う際の上下顎のかみ合わせが，全身的な運動能力の発揮，特に身体の平衡機能に大きく関係していることが判明しました。近年，急速に研究が進んでいる歯・あご・口腔領域の機能と運動能力の関係が注目されています。

上記の分野の研究成果は，日本スポーツ歯科医学会の学術大会で活発に発表・討議されています。例えば，かみ合わせの不具合が身体の平衡機能を低下させ，過大な重心の動揺をまねくことなどが複数の研究施設で証明されており，スポーツ歯学の分野からも元気な状態で歳を重ねるためには歯の健康が重要であると発信されています。

その他にも，臼歯部の喪失が，学習能力や運動能力の低下をまねくとの動物実験の報告もあり，今後の研究成果が待たれます。スポーツ歯学の進展は，健康寿命の延長のための方法や手段の発見に大きく寄与することでしょう。

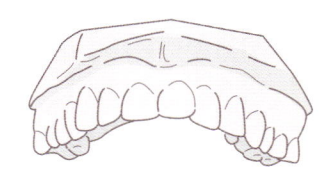

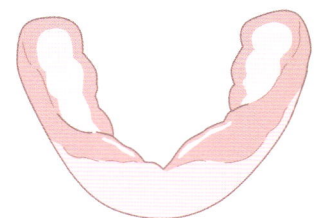

■ 12 マウスピース（上が歯型，下がマウスピース）

スポーツ用マウスピースは，外力から歯，口唇，舌，頬を保護するだけではなく，外力の波及による頭頸部へのダメージを軽減して脳震盪の発生を防ぐ効果も期待されています。これらの効果を十分に発揮させるには，石こうで歯型を採取し，外形・厚み・弾力を考慮して個人個人に合うように作られます。

また，マウスピースにはスポーツ用以外にも，寝ているときに一時的に呼吸が止まってしまう「睡眠時無呼吸症候群（SAS）」や「歯ぎしり」を予防するものもあるので，症状に合わせて専門の歯科医師に相談してください。

医学から延ばす健康寿命

健康に関するさまざまなことについて，医学的な面から述べました。はじめて知った内容もあったかもしれませんし，どちらかというと「頭ではわかっているけど……」という事柄が多かったかもしれません。

患者さんのなかには好きな生活を続けて，「太くて短い人生」を好むと（少なくとも口では）おっしゃる方もいらっしゃいます。このあたりを突き詰めると哲学的なお話になってしまいますので，曖昧なままにしておきますが，さまざまな生活習慣の健康に対する影響について，少なくとも勘違いや誤解がないように理解していただければと思って，これらの文章にまとめました。

壮年期，中年期に生活習慣を改善することで，年齢による身体機能の低下の進行を遅らせ，また，身体の機能の障害（さまざまな疾患）の発症を少なくすることができます。そして，高齢期以降の人生をより豊かなものにしてくれるはずです。生涯を通じた健康づくりは，「生涯づくり」ともいえます。ご自身の価値観，生き方，健康観に基づいた健康づくりをなさっていってください。

気になる「みんなの健康意識と実行状況」

生活習慣病を予防し，高齢期においてもQOL（生活の質）を維持し，健康寿命を延ばすためには，できれば若いころから正しい食生活や運動などの生活習慣を身につけ，健康管理に留意することで，生涯を通じた健康づくりを心がけることが重要です。

ここで，国民生活基礎調査（平成10年）で得られた「日ごろ健康のために実行している事柄」のデータをお示しします。ご自身の健康づくりの実行状況と比較して，今後の参考としてはいかがでしょうか？　高齢になるにつれて健康に対する関心が高く，健康のために実行している割合も高くなっています。

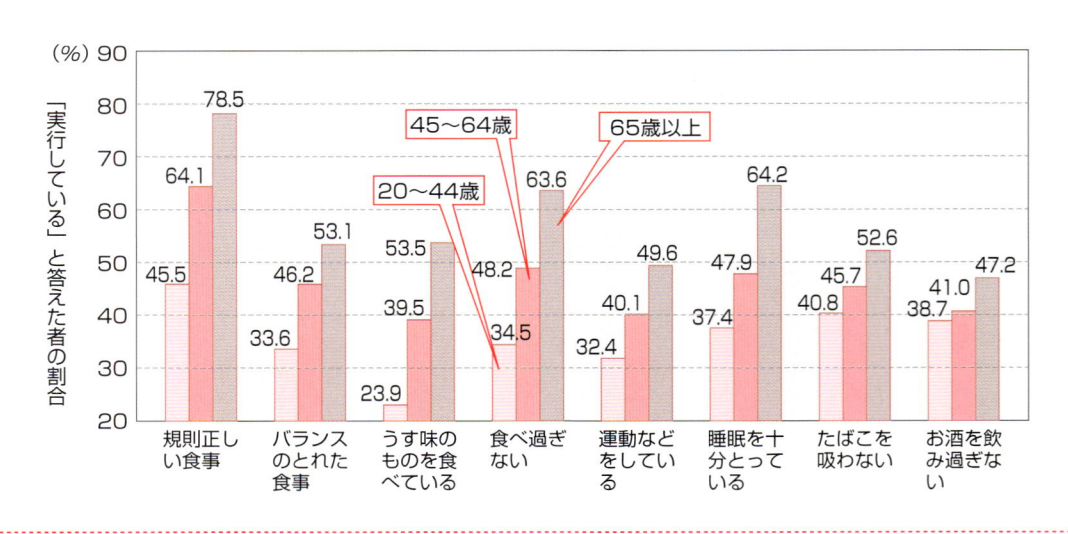

項目	20〜44歳	45〜64歳	65歳以上
規則正しい食事	45.5	64.1	78.5
バランスのとれた食事	33.6	46.2	53.1
うす味のものを食べている	23.9	39.5	53.5
食べ過ぎない	34.5	48.2	63.6
運動などをしている	32.4	40.1	49.6
睡眠を十分とっている	37.4	47.9	64.2
たばこを吸わない	40.8	45.7	52.6
お酒を飲み過ぎない	38.7	41.0	47.2

「実行している」と答えた者の割合（％）

元気に運動編 Part 4

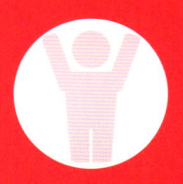

健康でいるためには運動が必要です
誰にも避けられない老化現象について考える
体力を維持するために運動をしよう
いつでもどこでも1人でも
気軽にできる運動から始めよう

健康でいるためには運動が必要です

「健康」とは，どのように説明することができるでしょうか？ 世界保健機関（WHO）によると，「健康とは，病気でないということではない。いつでも前向きな姿勢でものごとにとり組めるような，精神および肉体，および社会適応状態をいう」という趣旨の定義がなされています。

例えば，脳卒中を起こして倒れたとしても，リハビリの結果，再び歩けるようになり，自分で洗面や身支度，食事がとれるまで回復し，積極的に散歩や買い物に出かけられるようになった場合には「健康」ということができます。

つまり，「健康」でいるためには，社会で活動できる運動能力をもっていることが大切です。日常生活の中に運動をとり入れ，元気に活動できる身体を維持できるように努力しましょう。

1 「運動不足病」になりやすい現代の生活

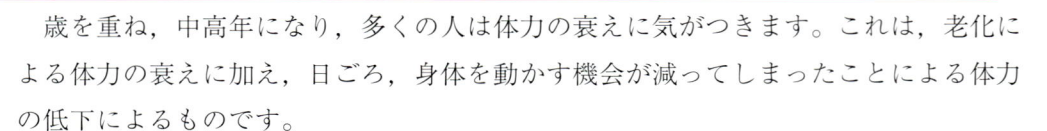

歳を重ね，中高年になり，多くの人は体力の衰えに気がつきます。これは，老化による体力の衰えに加え，日ごろ，身体を動かす機会が減ってしまったことによる体力の低下によるものです。

快適さや便利さがあふれた現代の生活では，運動不足が原因で起こる「運動不足病」を訴える声を多く聞くことがあります。今，問題になっている病気や健康上の課題のほとんどは，老化よりもむしろこうした生活がもたらす身体の機能の衰えが原因となっているともいえます。

しかし，運動が健康づくりに有益であることがわかっていても，ほとんどの人が運動不足であることを感じているのが現状です。特に，仕事や家庭，交友関係で忙しくなる中高年の方は，この運動不足の状態が顕著に現れています。

運動不足を解消するために，若いころと同じように激しい運動すればよいかというとそうではありません。特に，高齢者の方にとっては，自分の身体の機能を維持することに重点を置いた適度な運動を行うことが大切で，「過ぎたるは及ばざるが如し」のとおり，無理な運動はかえって障害を起こすこともあります。では，どのような運動がよいのでしょうか？ 実は，日ごろの外出や地域活動，ちょっとした運動でも健康づくりに十分役立ちます。

日常，行うことのできる簡単な運動方法については，62ページより紹介していますので参考にしてください。

2 健康日本21「身体活動・運動」での高齢者の目標

　現役を退いた高齢者の方は，社会的な役割が減り自分自身の生きる目標を見出しにくくなることから，家に引きこもりがちになります。「健康日本21」の中の「身体活動・運動」では高齢者の方に対して，外出，地域活動，歩数について，次のような目標が定められています。

① 外出について積極的な態度をもつ人※の増加

　日常生活の中で，買い物や散歩などを含めた外出について，10%以上増加することを目標としています。外出によって，身体活動量が増加するとともに，歩数の増加にもつながります。

※「自分から積極的に外出するほうである」と意識している人

運動習慣者の割合	現状*	2010年
男性（60歳以上）	59.8%	70%以上
女性（60歳以上）	59.4%	70%以上
80歳以上（全体）	46.3%	56%以上

＊現状：平成11年高齢者の日常生活に関する意識調査（総務庁）

② 何らかの地域活動を実施している人の増加

　地域社会の人々と積極的に関わりをもつために，ボランティアやサークルなどの地域活動へ参加している人の割合を10%以上増加することを目標としています。参加している地域活動には，体操，歩こう会，ゲートボールなどが多くみられます。

地域活動を実施している人	現状*	2010年
男性（60歳以上）	48.3%	58%以上
女性（60歳以上）	39.7%	50%以上

＊現状：平成10年高齢者の地域社会への参加に関する意識調査（総務庁）

③ 日常生活における歩数の増加

　高齢者の方が日常生活において，歩行運動を積極的に行うことは，日常生活動作（ADL）障害の早期予防として有効です。70歳以上の方の1日の平均歩数を男女ともさらに1,300歩増加することを目標としています。1,300歩とは，約15分間の歩行，歩行距離で650～800m程度に相当します。

日常生活の歩数	現状*	2010年
男性（70歳以上）	5,436歩	6,700歩以上
女性（70歳以上）	4,604歩	5,900歩以上

＊現状：平成9年国民栄養調査

誰にも避けられない老化現象について考える

1 老化の速度は変えられる

　老化現象は避けることができません。しかし，皆さんのまわりに40歳くらいでひどく老け込んでしまっている人もいれば，70歳を過ぎても精力的に活動している元気な人もいるでしょう。なぜ，このような個人差がうまれるのでしょうか。

　生活習慣の違い，栄養の摂取量の違い，仕事の違い，運動習慣の有無，慢性的な病気の有無，夢や希望・目標や生きがいの有無などが個人差をうむ原因となっていることが考えられます。一般的に，老化について，次の❶～❸のようなことがいわれています。

❶歳をとっても，筋肉労働に従事する人の筋力，頭をよく使う人の精神機能は衰えが少ないといわれています。

❷食事をはじめ，身体的・精神的健康管理，運動の習慣化などによって老化の速度を遅らせることができます。

❸運動することによって，高齢者でも体力を高いレベルで維持できます。

　❸については，スタミナなどの全身持久力からも示すことができます。図1のように全身持久力は年齢とともに低下していきますが，図2のように運動を行っている人は全身持久力を維持できる傾向がみられます。

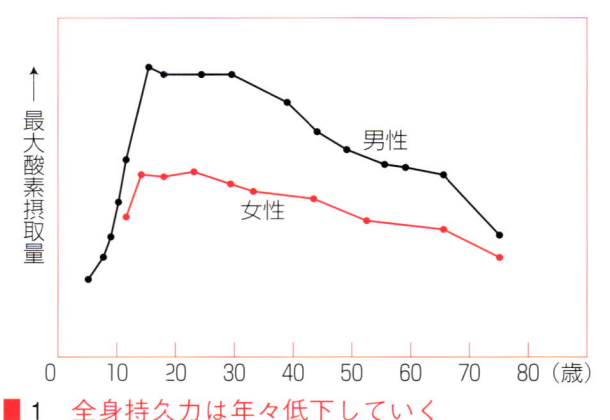

■1 **全身持久力は年々低下していく**
全身持久力は，最大酸素摂取量で調べることができます。男女ともに20歳をピークとして，徐々に低下していきます。

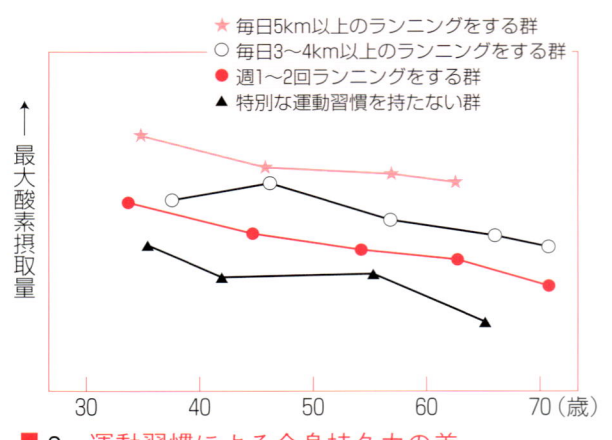

■2 **運動習慣による全身持久力の差**
運動を行っている人は，高齢になっても若いときの持久力を維持できることがわかります。

2 健康・体力レベルの低下について考える

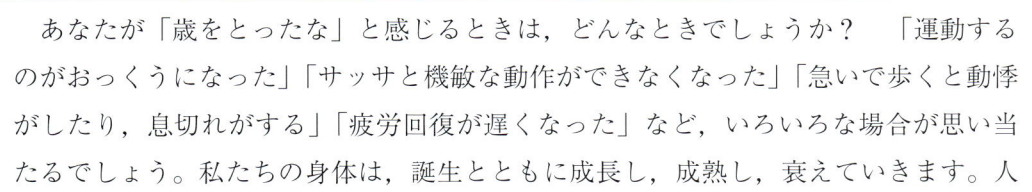

あなたが「歳をとったな」と感じるときは，どんなときでしょうか？ 「運動するのがおっくうになった」「サッサと機敏な動作ができなくなった」「急いで歩くと動悸がしたり，息切れがする」「疲労回復が遅くなった」など，いろいろな場合が思い当たるでしょう。私たちの身体は，誕生とともに成長し，成熟し，衰えていきます。人間はもとより，すべての生物が月日の経過とともに変化していきます。このような「変化」は誰にも避けることができません。昔から人々は不老不死の薬を探し求めましたが，残念ながら特効薬は見つかりませんでした……。ですから，まずは，加齢に伴うさまざまな機能の低下について，理解することが必要です（図3）。

健康・体力レベルが低下するのは個人差がありますが，図4のように，男性は45歳ころ，女性は50歳ころといわれています。男性では厄年を過ぎた当たり，女性では身体のバランスが崩れてくる更年期に相当します。

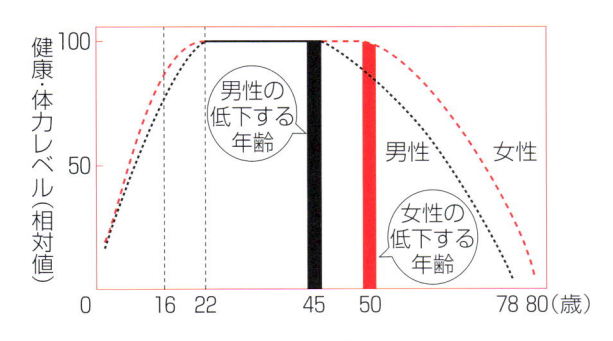

■ 4　健康・体力レベルの成長曲線

感覚機能の低下
視覚や聴覚が衰えて，不自由を感じるようになります。

臓器機能の低下
呼吸器，循環器，消化器，神経伝達機能などの低下により，持久力や瞬発力がなくなったり，食べ物の好みが変化したりします。

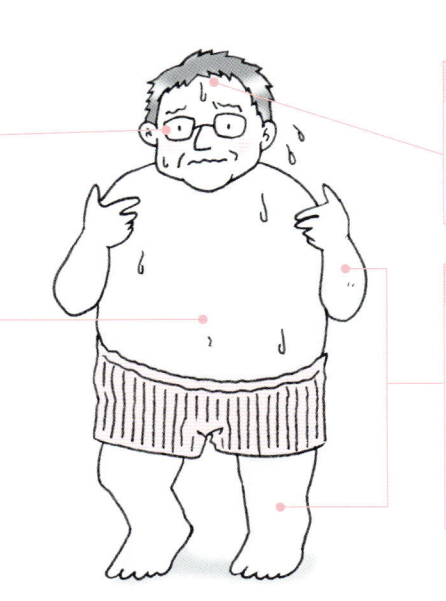

記憶力の低下
脳の神経細胞数が減少し，脳のはたらきが衰えます。記憶力が低下し，忘れっぽくなります。

筋肉・骨・関節の変化
筋肉量が少なくなり，筋力が低下します。骨がもろくなり，骨折しやすくなります。また，軟骨がすり減って関節痛を感じたり，関節のはたらきがスムーズでなくなり，関節が変形することもあります。

■ 3　加齢に伴うさまざまな機能の低下

3 高齢者の日常生活動作

　日常生活の活動能力は，一般的に加齢とともに低下していきます。これらの指針として，日常生活動作（ADL）が用いられます。ADLは，「Activities of Daily Living」の略で，日常の生活を送るために必要な基本動作すべてを指し，身体的ADLと手段的ADLに分類できます。

　身体的ADL，手段的ADLはともに70歳をこえると低下が目立ってきます（図5）。特に，歩行能力は自立した生活にとって，最も基本的で大切な能力であり，歩行能力の低下は，日常生活，社会生活の低下につながりやすいといえます。

①身体的ADL
「食事行動」「服の着替え」「歩行」「寝床の出入り」「入浴」「大小便の始末」など。

②手段的ADL
「電話を1人で使う」「バスや電車を使って，遠方まで向かう」「食料品・衣料品などの必要なものを買う」「自分の食事が用意できる」「掃除，窓拭き，家具修理ができる」「薬の管理ができる」「預貯金・年金の管理ができる」など。

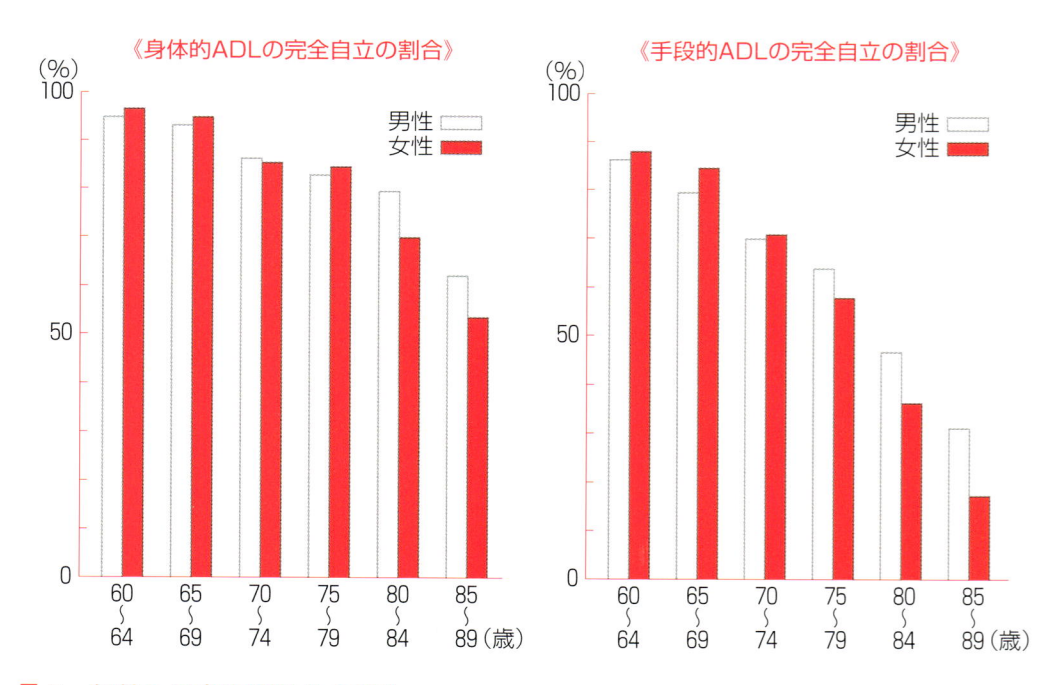

■ 5　年齢と日常生活動作の変化
　身体的ADL，手段的ADLはともに70歳ごろから徐々に低下していきます。特に，手段的ADLは加齢による低下が大きいため，早い時点での周囲の人からのサポートが必要となります。

体力を維持するために運動をしよう

1 体力とは何でしょうか？

「若いときより体力がなくなったな」「休みをとったら，体力が回復したな」と感じることがありますが，この体力とはいったい何なのでしょうか？ 一般的に「体力」は，防衛体力と行動体力に分類できます。さらに，行動体力は，図6のように分類できます。

体力 ─┬─ 防衛体力 「体温調節」「免疫力」「ストレスの抵抗力」などの体力
　　　└─ 行動体力 「走る」「歩く」「投げる」「跳ぶ」などの運動の基本となる体力

筋力 持ち上げる，押す，引く，握るなどの力
　　　　例　握力，背筋力
瞬発力 瞬間的に出す力
　　　　例　ジャンプ
筋持久力 筋に力を入れ続けたり，繰り返す力
　　　　例　けんすい，腕立て伏せ
全身持久力 スタミナ
　　　　例　酸素摂取量

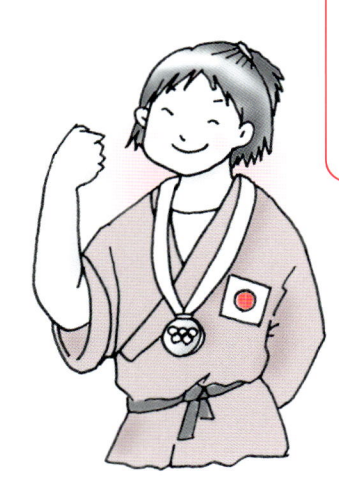

平衡性 バランス
　　　　例　片足立ち
敏捷性 思うままに素早く動く力
　　　　例　反射
柔軟性 関節の柔らかさ
　　　　例　前屈，上体そらし

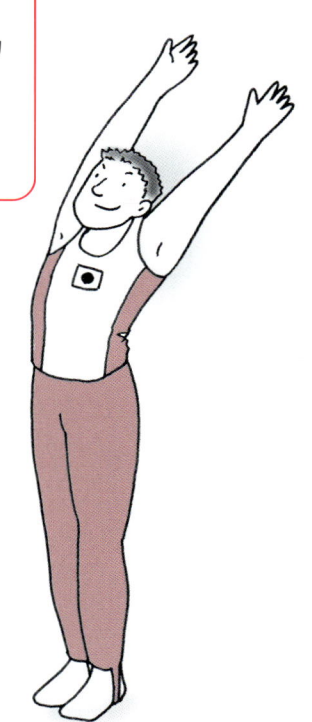

■ 6　行動体力の構成要素

2 運動前の注意点

①まず，メディカルチェックを

　「ゴルフのプレー中に突然倒れて……」「ジョギング中に突然脈が乱れて……」などの事故を度々耳にします。これは，中高年に多くみられるもので，自分自身が気がつかない間に身体のさまざまな部分に異常が発生し，無理できない健康状態であるにもかかわらず，運動をしてしまった結果，起こってしまったものです。適度な運動は，ストレスを解消させて体力アップにもなりますが，このような場合のように，運動の行い方や健康状態によっては取り返しがつかない事態になることもあります。

　運動を始める前には，必ず専門医のメディカルチェックを受け，ご自身の健康状態を把握してください。

②運動前・運動中・運動後の体調チェック

　体調は日々刻々と変化します。専門医のメディカルチェックを受け，OKの状態であっても，運動前，運動中，運動後の身体の変調のサインを見逃さないように体調をチェックし，安全に運動を進められるように十分に注意してください。

運動前のチェック

- 運動不足のとき，疲労感が強いとき，二日酔いのとき
- 頭痛・風邪・下痢・吐き気・息切れ・胸が苦しいとき
- 強い空腹感があるとき，食事直後

以上のような体調が悪い場合や運動に適しない場合は運動を避けてください。

運動中のチェック

- 運動開始後，呼吸が苦しくなる
- 運動中に胸が苦しくなり，痛みを感じる
- 運動中に脈が乱れ，動悸が激しい
- 運動中にめまいがしたり，ふらついたりする

以上のような場合は，直ちに運動を中止し，医師の診察を受ける必要があります。

運動後のチェック

- 息切れはなかったか，吐き気はなかったか
- 食事はおいしく食べられたか，よく眠れたか，翌朝，疲れが残っていなかったか

以上の体調をチェックし，該当するものがある場合は医師の診察を受けるまで運動を行わないでください。

3 運動前後にウォーミングアップとクーリングダウンを

　運動をしていない安静状態と運動をしている状態では，呼吸量や体温など，呼吸循環器官に大きな変化が生じています。これらのコンディションの差を調節する方法として，運動前に行うウォーミングアップと運動後に行うクーリングダウンがあります。詳しい運動方法は，62～64ページをご参照ください。

①ウォーミングアップ

　運動する前にウォーミングアップを10～15分，行うことが大切です。ウォーミングアップにより，体温が上昇し神経と筋肉の協調性もよくなり，運動がスムーズに行えるようになります。高齢になるほど，心臓や肺のはたらきが，運動の強さに応じるまで時間がかかるので，十分にウォーミングアップする必要があります。特に，寒いときは，念入りに行ってください。また，ウォーミングアップは，運動中にケガを防ぐためにも必要です。

②クーリングダウン

　激しい運動をした後，突然運動をやめると，めまい，吐き気，冷や汗などを起こすことがあります。クーリングダウンは，呼吸を整え，疲労を回復させるためにも必要です。ゆっくり歩いたり，軽い体操をしたり，ストレッチングをしたり，運動に応じて行ってください。

4 運動時の水分補給

　運動時は体熱が発生しますが，この体熱を放射させるために汗をかきます。高温下での激しい運動では，1時間当たり1リットル以上も発汗することもあります。体内の水分の損失によって脱水症状になり，日射病，熱射病の引き金となることがあります。

　運動時は，一度に大量の水を飲むと気分が悪くなることがありますので，少量ずつ何回かに分けて水を飲むとよいでしょう。こうすることで，体温や心拍数の上昇を抑え，疲労感が少なくなるので，運動持続時間を長くすることができます。運動後も失われた水分を十分に補給してください。

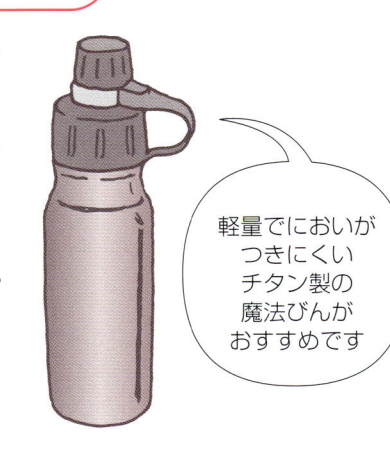

軽量でにおいがつきにくいチタン製の魔法びんがおすすめです

5 運動の強さを表す運動強度

体力づくりのための運動は，ウォーキング，ジョギング，スイミング，サイクリングなど，いろいろありますが，どのくらいの強さで行えばよいのでしょうか？

運動強度（運動の強さ）を表す方法はいろいろありますが，ここでは酸素消費量，心拍数，自覚的運動強度による方法を説明します。

①酸素消費量

1分間当たりの酸素摂取量によって運動強度を表す方法で，具体的な目安になります。激しい運動をしたときに摂取できる最大の酸素量を最大酸素摂取量といい，$\dot{V}O_2$ maxで表します（単位はml/kg/分）。例えば，一般男性の平均$\dot{V}O_2$ maxは30～40 ml/kg/分ですが，マラソン選手のように激しいトレーニングを行う人は70 ml/kg/分に達することもあります。最大酸素摂取量が大きいほど，全身持久力があるともいえます。

酸素摂取量によって運動強度を表す場合，その運動によって消費される酸素が最大酸素摂取量（$\dot{V}O_2$ max）の何％に当たるかで示すことができます。

ウォーキングやジョギングなどの有酸素運動の場合，体力づくりに適度な運動強度は$\dot{V}O_2$ maxの40～70％といわれています。体力に自信のない方は40％，自信のある人は70％を目安にしますが，一般的には50％を目安にすれば，効果は十分に期待できます。

②心拍数

※ スポーツ界では脈拍数のことを心拍数と呼んでいます。心拍数とは，1分間の心臓の収縮数を示しています。

心拍数（脈拍数）※は，運動強度にほぼ比例して増加します。図7のような方法で1分間当たりの心拍数を測定することにより，運動強度を表す方法を説明します。

激しい運動をしたときの最高心拍数は，個人差はありますが一般的におよそ「220－年齢」といわれています。加齢とともに最高心拍数は少なくなりますので，だんだん無理ができなくなっていきます。

心拍数から運動強度を算出するときは，次の式を用います。ここで，40％の運動強度を心拍数で表してみましょう。

〔（220－年齢）－安静時心拍数〕×（運動強度（％）÷100）＋安静時心拍数

例えば，年齢が50歳で安静時心拍数が70の人が，40％の運動強度の運動をする場合の心拍数の目安は，〔（220－50）－70〕×0.4＋70＝110 のようになります。

つまり，運動中の心拍数が110拍の運動をすれば，運動強度が40％となるわけです。

酸素摂取量を測定するのは大変ですので，このようにして求めた心拍数を目安にするとよいでしょう。

③自覚的運動強度

酸素摂取量と心拍数による運動強度の求め方について述べましたが，どちらも運動中に測定することは難しいものです。そこで，表8の自覚的運動強度を目安にすると便利です。

一般的に，全力で走ったときは「きつい」と感じ，逆にゆっくりと走ったときは「楽だ」と感じます。自覚的運動強度とは，行っている運動をどのくらいに感じているかを運動強度の目安にするものです。

この自覚的運動強度は，感覚に基づいているため，個人差があります。最初のうちは，「楽である」「ややきつい」と感じたら，心拍数を測定し，どの程度の運動強度になるかを確認してみてください。感覚と運動強度の関係がわかるようになると非常に便利に利用できます。

尺度	感覚	運動強度(%)
6 7 8	非常に楽である	5
9	かなり楽である	20
10 11 12	ほどほどに楽である	40
13	ややきつい	55
14 15 16	ほどほどにきつい	70
17	かなりきつい	85
18 19 20	非常にきつい	95 100

■ 8　**自覚的運動強度の判定表と運動強度**
自覚的運動強度値（尺度の数値）を10倍にした値が心拍数に近い値になるように工夫されています。

手首で測る方法

人指し指，中指，くすり指の3本をそろえて，手の平側で手首の親指に近い所（橈骨動脈の上）に当てます。トクッ，トクッと血管の動きが感じられるのでそれを1，2…と数えます。

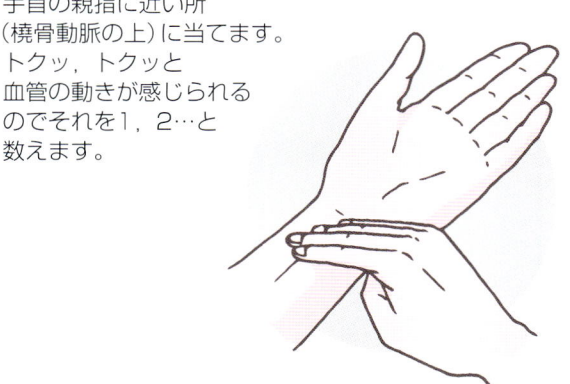

頸動脈で測る方法

頸動脈に軽く指を当てて測ります。
指で強く押さないようにして，血管の動きを1，2…と数えます。

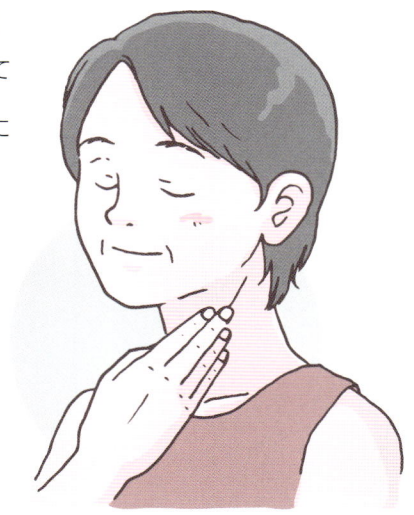

■ 7　**心拍数の測り方**
一般的に，心拍数は手首の橈骨動脈や首の頸動脈の脈拍数から測ります。

6 運動時間は？

　筋力トレーニングは，比較的短時間でも効果は現れます。では，持久力アップのための心肺機能を向上させる有酸素運動はどのくらい続けることが効果的なのでしょうか？　ウォーキングやジョギングなどの有酸素運動を開始すると，呼吸数，心拍数がだんだん増加し，酸素摂取量も増えていき，3〜5分後には心肺機能も安定してきます。この安定した状態での運動は心肺機能の向上に効果があり，5〜10分続けることが望ましいといわれています。主運動の前後にウォーミングアップ，クーリングダウンを行う必要がありますので，最低，1回に20〜30分の運動時間が目安となります。

7 運動頻度は？

　運動頻度は，1週間に3回以上が望ましいとされています。運動の効果は3〜4日でなくなってしまいますので，せっかく運動をしても1週間に1〜2回では前回の効果がなくなり，効果が蓄積されなくなります。例えば，月曜日，水曜日，金曜日のように1日おきにバランスよく運動を続けると運動効果が高まりますが，同じ1週間に3回でも木曜日，金曜日，土曜日に運動をするという，片寄ったパターンは好ましくありません。月曜日はウォーキング，水曜日はスイミング，金曜日はスポーツクラブというように運動を生活習慣に取り込んでみてはいかがでしょうか。

8 有酸素運動と無酸素運動

①有酸素運動（エアロビックエクササイズ）

　運動中に酸素が十分に供給される運動のことで，酸素を十分に取り込みながら運動をするため，心肺機能も高まり，持久力アップの効果があります。また，長時間運動を続けることができます。

例　ウォーキング，ジョギング，テニス，サイクリング

②無酸素運動（アネロビックエクササイズ）

　息を止め，ほとんど呼吸をしないで行う運動のことで，運動中にほとんど酸素が供給されません。無酸素運動は，長時間運動することができず，1分ぐらいで苦しくなって疲れてしまいます。

例　筋力トレーニング，短距離走，重量挙げ，ジャンプ

9　「運動基準2006年」「運動指針2006年」策定！

　平成18年，厚生労働省は，生活習慣病の予防と健康づくりを目的として，「健康づくりのための運動基準2006年」と「健康づくりのための運動指針2006」※を策定しました。これらは，現在の科学的知見に基づいて作成され，運動についてだけではなく，日常の生活活動も身体活動とし，運動と身体活動に基準値を設けました。

①身体活動の定義と種類
　日常生活でエネルギーを消費するすべての動きのことを「身体活動」といい，身体活動のうち，スポーツのように計画的・意図的に行われるものを「運動」，身体活動のうち，毎日の歩行や家事のような運動以外のものを「生活活動」といいます。

②使用する単位
　身体活動の強さはメッツ（MET）という単位で示され，安静時の何倍に相当するかで表します。例えば，静かに座っているときは安静時と同じ状態であるので1メッツ，普通歩行はその3倍であるので3メッツとなります。さらに，メッツに実施時間をかけてエクササイズ（メッツ・時）を求め，週当たりの合計数で評価します。表9は，「生活活動」と「運動」の例が何メッツに相当するかを示したものです。

例　バレーボール（3メッツ）を40分行った場合のエクササイズは？
　　3メッツ×40／60時間＝2エクササイズ（メッツ・時）

③身体活動と運動の基準値
　健康な成人の方は，週当たりの「身体活動」を23エクササイズとし，そのうちの4エクササイズは「運動」を目標としています。なお，体力には個人差がありますので，運動を開始する際には，健康運動指導士をはじめとする運動の専門家に相談して，安全で効果的な運動計画を立てるようにしましょう。

※　運動指針2006年は，運動基準2006年に基づき安全で有効な運動を普及することを目的として策定されました。運動指針では，目標の設定方法や運動内容の選択など，より具体的な内容が示されています。

メッツ	生活活動	運動	1エクササイズに相当する時間
3.0	釣り，大工仕事，階段を降りる，歩く（平地）	ボーリング，フリスビー，バレーボール	20分
4.0	子供と遊ぶ・動物の世話（中強度），車椅子を押す	卓球，太極拳，アクアビクス	15分
5.0	子供と遊ぶ・動物の世話（活発に）	ソフトボール，野球	12分
6.0	家具，家財道具の移動・運搬，スコップで雪かき	美容体操，バスケットボール	10分
7.0		ジョギング，サッカー，テニス，スキー	9分

■9　主な活動時におけるMET値
　より強い身体活動（より高いメッツ）ほど，短い時間で1エクササイズとなります。なお，表の値は活動中のものであり，休憩時間は含みません。

いつでもどこでも1人でも気軽にできる運動から始めよう

1 ウォーミングアップ，クーリングダウン

　ウォーミングアップ，クーリングダウンとは，ウォーキングやジョギング，水泳などの主運動の前後に行う軽い運動のことです。これらの運動は，安静状態と主運動のからだのコンディションを調整するもので，万一，怠ると呼吸循環器官に負担をかけ，事故を起こす原因ともなりかねません。特に，運動不足の中高年の方や寒い時期には，事故につながるケースが多く見られますので，以下の運動を十分に行ってください。なお，激しい運動を行ったあとは軽いジョギングなどを行い，呼吸や血流を整えてから，以下の運動に移ってください。

からだを上方へ伸ばす
トレーニング部分　　（全身）

❶ひじを伸ばして両手を頭上に上げる。
❷かかとを上げてつま先立ちを行い，両手を上に引き上げて全身の筋肉を十分に伸ばす。

POINT
大きく上に伸び上がるように行う。

からだを左右に伸ばす
トレーニング部分　　（上半身）

❶両足を肩幅より広めに開き，ひじを伸ばして両手を頭上に上げる。
❷上体を横に倒し，わき腹を十分に伸ばす。
❸❷と反対向きに上体を倒す。

POINT
勢いをつけて行うと，筋肉を痛めることがあるので注意する。

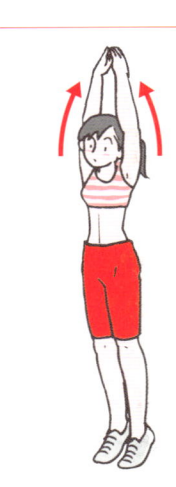

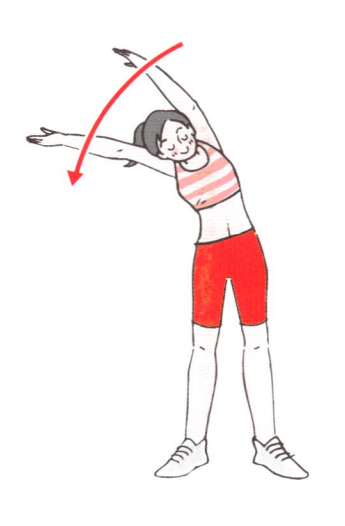

首の曲げ伸ばし，頭を回転させる
トレーニング部分　　　　（首）

❶両手を腰にあて，首を前後，左右に曲げる。
❷あごを引き，首を左右にねじる。
❸頭を回転させる。

POINT
両手を腰にあて，肩を固定する。
ゆっくり大きな動きで行う。

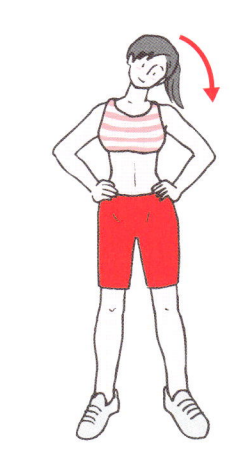

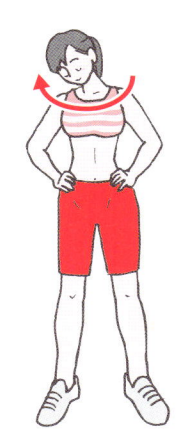

腕を回転させる
トレーニング部分　　（腕・肩）

❶腕を大きくゆっくり後ろ回しを行う。
❷❶と同じように前回しを行う。
❸❶，❷を交互に繰り返す。

POINT
ひじを伸ばし，ゆっくり大きな動きで行う。

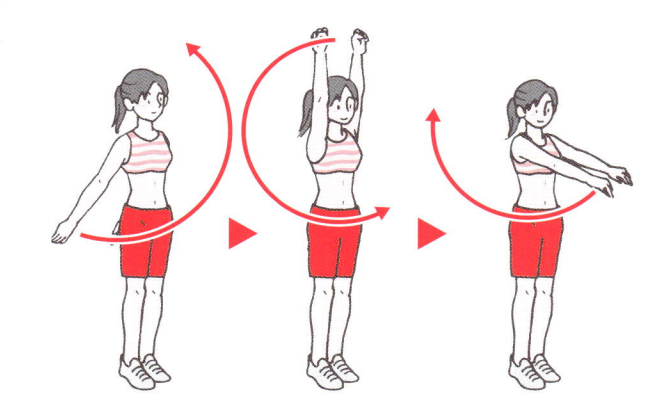

ひざの曲げ伸ばし
トレーニング部分（ひざ・もも）

❶ひざに手をそえてしゃがみこみ，ひざを曲げる。
❷脚の筋肉を使って立ち上がり，ひざを伸ばす。

POINT
十分に曲げ伸ばしできるようにゆっくり行う。

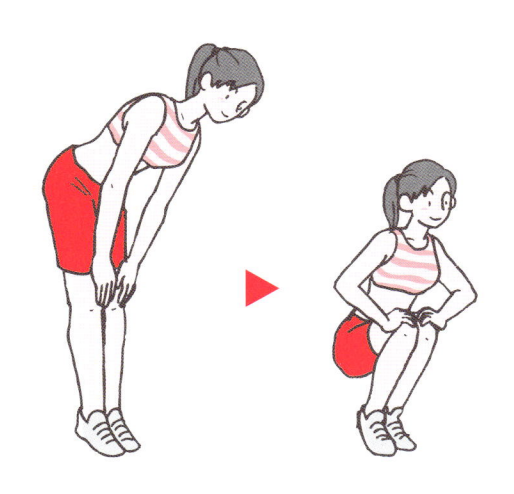

上半身を左右にひねる
トレーニング部分　　　（腰）

❶ひねる方向を見るようにしてゆっくりした動作で、上半身をひねる。
❷❶とは反対側の方向へ上半身をひねる。

POINT
勢いをつけて行うと、筋肉を痛めることがあるので注意する。

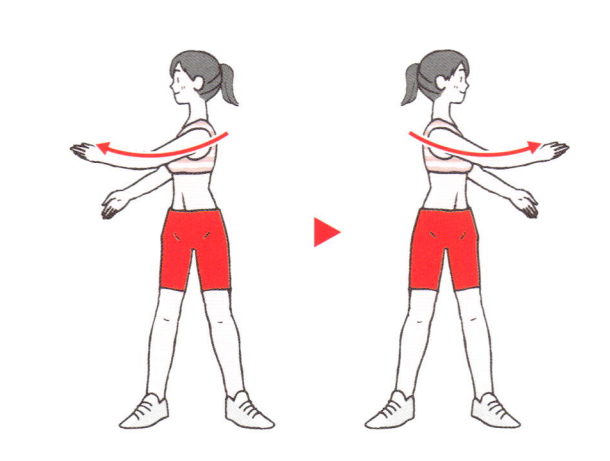

前屈・後屈を行う
トレーニング部分　（腹・背中・腰）

❶手を伸ばして前かがみになり、背筋を十分に伸ばす。
❷腰に手をあて、上半身を後方へそらし、腹筋を十分に伸ばす。

POINT
りきむと筋肉が硬くなるので、リラックスして行う。

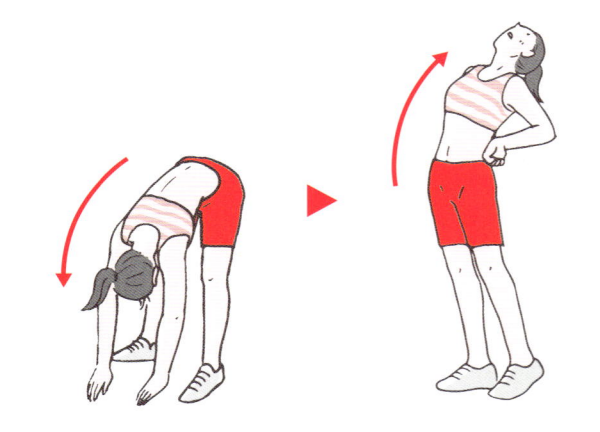

肩を上下に動かす
トレーニング部分　　　（肩）

❶肩をすぼめるようにして肩を上げる。
❷肩をストンと下ろす。
❸❶、❷連続して何回か繰り返す。

POINT
テンポよくリズミカルに行うとよい。

2 ストレッチングをして筋肉を伸ばしましょう

　ストレッチングとは，「伸ばす」という意味で，筋肉を伸ばす運動です。ストレッチングを行うと，筋肉がリラックスし筋肉への血流が促進されます。また，関節の動く範囲が広がり，からだがやわらかくなります。

　はずみをつけたり，痛みを感じるほどの強いストレッチングは正しくありません。呼吸を止めたりりきんだりしないように，筋肉ごとに10～20秒ストレッチングをしてください。念入りなストレッチングは，からだを運動しやすい状態にすると同時にケガの防止にもつながります。

背中，肩，腕の筋肉を伸ばす
トレーニング部分（背中・肩・腕）

❶あごを引いて手を前方で組む。
❷両手を前方に引っ張り，背中，肩，腕の筋肉を伸ばす。

POINT
手が前方に引っ張られるイメージで行う。

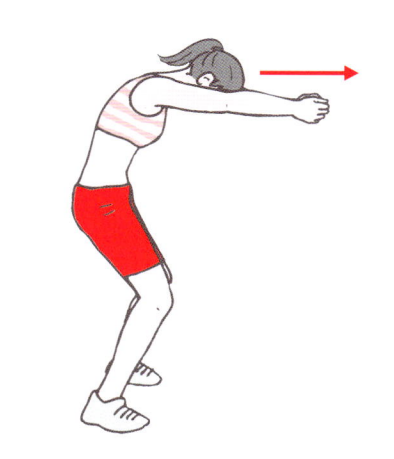

内股の筋肉を伸ばす
トレーニング部分　　　　（内股）

❶両足を肩幅より広めに開き，片手でももの外側を押すようにしながら，内股の筋肉を伸ばす。
❷足をかえて，❶を行う。

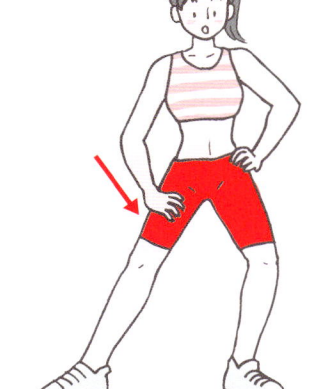

POINT
徐々に力を加えていく。

わき腹，肩の筋肉を伸ばす
トレーニング部分（わき腹・肩）

❶片方の手を頭の後ろにまわし，他方の手でつかむ。
❷つかんだ手を引くようにしながらからだを横に倒し，わき腹，肩の筋肉を伸ばす。
❸持ち手をかえて，❶，❷を行う。

POINT
勢いをつけずにゆっくり引っ張っていく。

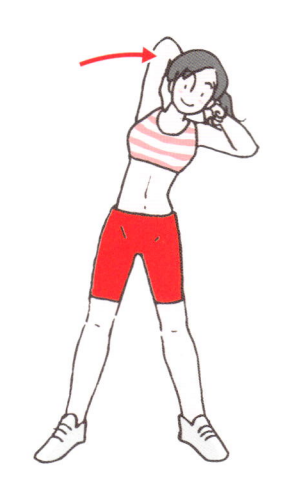

アキレス腱，脚の筋肉を伸ばす
トレーニング部分　　　（下腿）

❶両足を前後に開き，後方の足にゆっくり体重をかけていき，アキレス腱，脚の筋肉を伸ばす。
❷足を入れかえ，❶を行う。

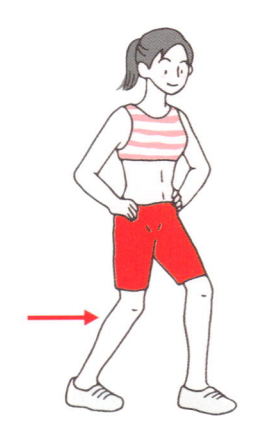

POINT
かかとが上がらないようにする。

肩，腕の筋肉を伸ばす
トレーニング部分　　　（肩・腕）

❶片手でひじをつかみ，横にゆっくり引っ張り，肩，腕の筋肉を伸ばす。
❷つかむひじをかえて，❶を行う。

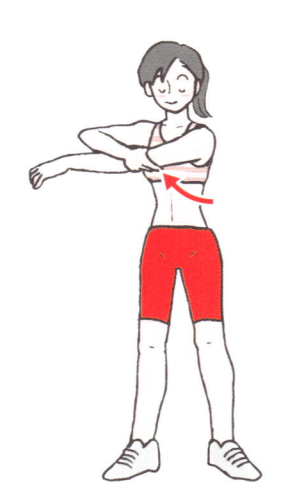

POINT
顔は正面を向いておく。

腰，股関節の筋肉を伸ばす
トレーニング部分　（腰・股関節）

❶ひざを割って座り，上体を足に近づける。
❷上体を前に倒して，腰，股関節の筋肉を伸ばす。

POINT
両手で足首をつかむと上体が倒れやすくなる。

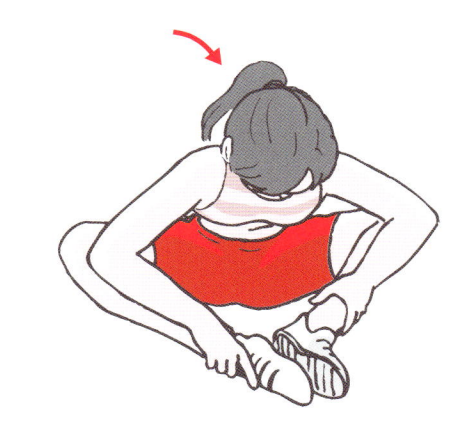

腰，わき腹の筋肉を伸ばす
トレーニング部分（腰・わき腹）

❶上体を起こして座る。
❷できるだけ後ろを見るようにからだをひねり，腰，わき腹の筋肉を伸ばす。
❸足を入れかえて，❷を行う。

POINT
片ひざを立てた足を，他方の脚のひざにかけておくと，からだがすべらずに腰をひねることができる。

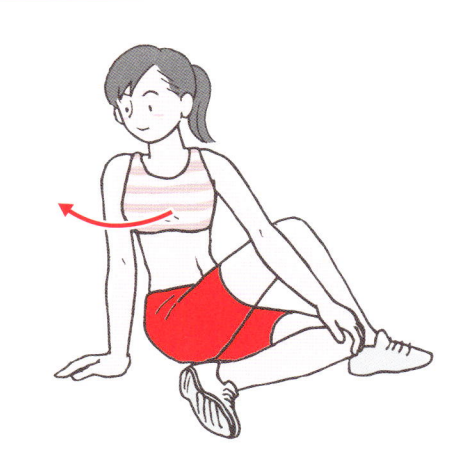

もも，臀部の筋肉を伸ばす
トレーニング部分（もも・臀部）

❶あお向けになる。
❷片足のひざを折り曲げ両手で引き寄せ，もも，臀部の筋肉を伸ばす。
❸引き寄せる足をかえ，❷を行う。

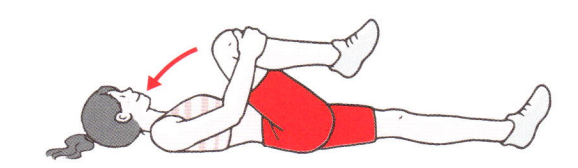

POINT
頭は床につけておき，首を曲げてひざを見ないようにする。

胸，肩の筋肉を伸ばす
トレーニング部分　（胸・肩）

❶ひざ立ちになり，両手を腰にあてる。
❷両ひじをゆっくり近づけていき，胸，肩の筋肉を伸ばす。

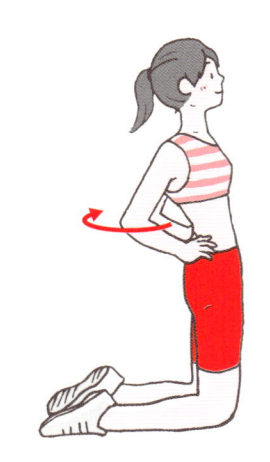

POINT
正面を向き，胸を張っておく。

肩，背中の筋肉を伸ばす
トレーニング部分　（肩・背中）

❶四つんばいになる。
❷お尻を後方に引くようにしながら，両肩を押し下げ，肩と背中の筋肉を伸ばす。

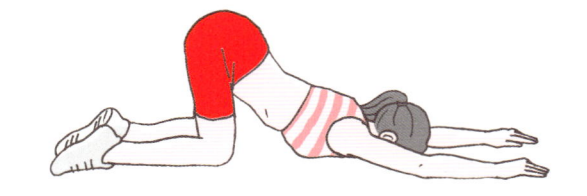

POINT
顔を床に近づけて，上体を後方へ移動させていく。

手首，腕の内側の筋肉を伸ばす
トレーニング部分　（手首・腕）

❶四つんばいになり，指先を後方に向ける。
❷お尻をゆっくりと後方に引いていき，手首，腕の内側の筋肉を伸ばす。

POINT
指先を後方に向けることで，手首，腕の内側の筋肉を伸ばすことができる。

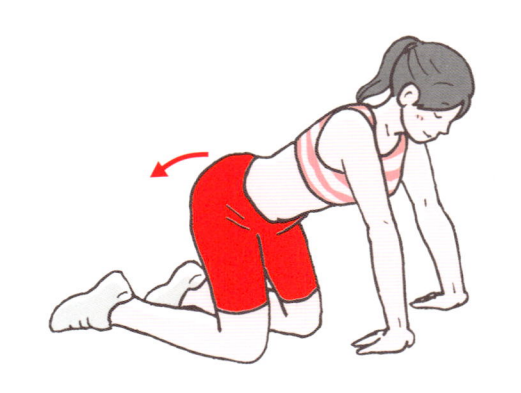

3 道具を使わずに筋肉のエクササイズを行いましょう

　身体を動かす筋肉や身体を支える骨は，使わなければ衰えます。筋肉のエクササイズは，体力を向上させてケガを予防することができるので，積極的に行いましょう。

　以下に道具を使わずに簡単にできるエクササイズをいくつか紹介します。道具を使わないので，ご自身の体重を負荷として，筋肉のエクササイズを行います。肥満の方や筋肉や骨が衰えている方は，ご自身の体重によって筋肉や骨を痛めてしまう可能性があります。このような場合は，普通の腕立て伏せを行うのではなく，負荷が小さくなる「片ひざを床につけた腕立て伏せ」または「斜め腕立て伏せ」を行ってください。

腕立て伏せ　　　（10回×2）
トレーニング部分（腕・肩・胸）

❶両手を床につけ，背すじを伸ばし，かかとを立てておく。
❷腕立て伏せを行う。

POINT
片方のひざを曲げて床につけて行うと負荷が小さくなる。
床が滑りやすい場合は，運動靴を履くか，裸足で行うとよい。

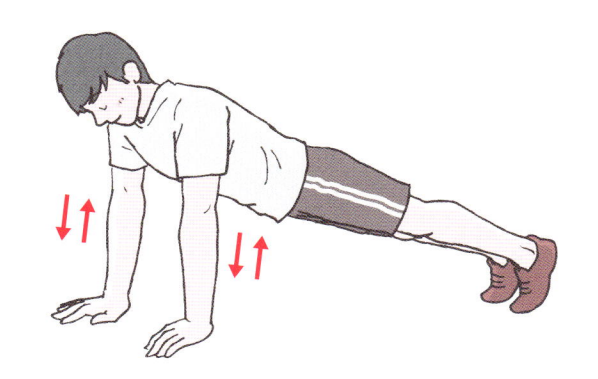

斜め腕立て伏せ　（10回×2）
トレーニング部分（腕・肩・胸）

❶安定したテーブルを両手で支え，からだを斜めに傾けておく。
❷斜め腕立て伏せを行う。

POINT
普通の腕立て伏せよりも負荷が小さい。
からだの傾きが大きくなるほど，負荷が大きくなる。

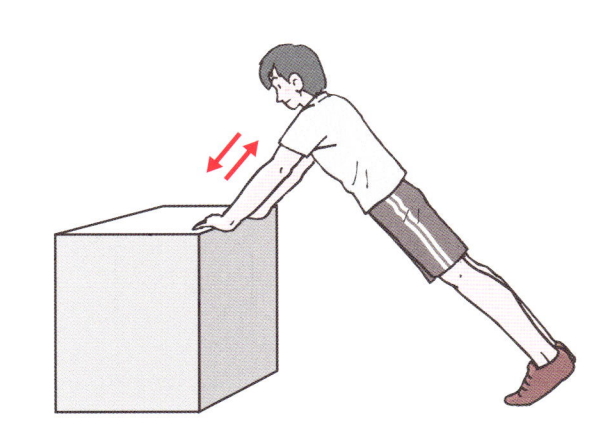

頭を上げる腹筋運動（10回×2）
トレーニング部分　　　（腹）

❶あお向けになり，両手を頭の後ろで組み，ひざを軽く曲げておく。
❷おへそをのぞくように頭を持ち上げる。

POINT
手は頭の後ろで組まず，ももにおいて行うと負荷が小さくなる。
補助者に足を押さえてもらってもよい。

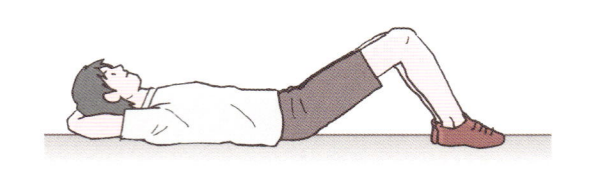

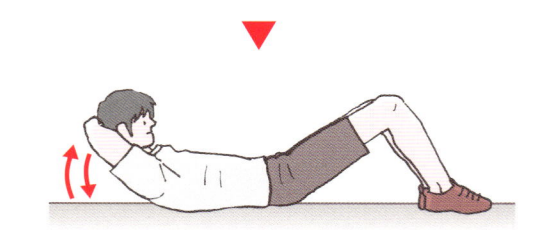

足を上げる腹筋運動（10回×2）
トレーニング部分　　（腹・脚）

❶あお向けになり，両手を頭の後ろで組む。
❷両足を持ち上げ，ゆっくり足を下ろしていく。
❸両足を上げたり，下げたりする。

POINT
無理に連続して行おうとせず，腹筋が疲れてきたら足をゆっくり下ろして休むとよい。

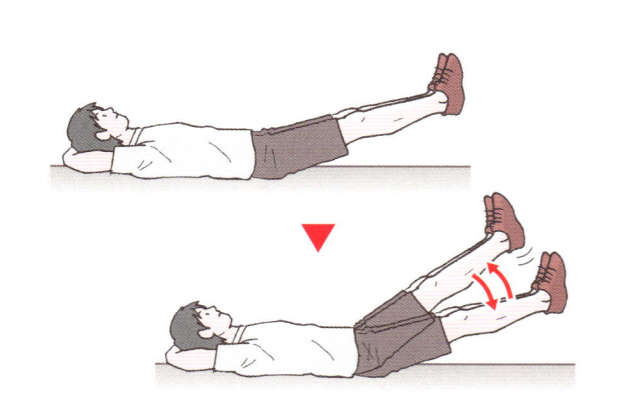

頭を上げる背筋運動（10回×2）
トレーニング部分（背中・臀部）

❶うつ伏せになり，頭の後ろに両手を組んでおく。
❷上体をゆっくり持ち上げる。
❸上体をゆっくり下ろす。

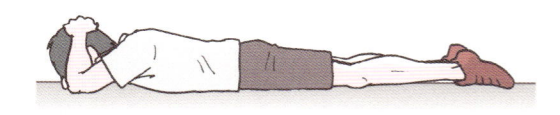

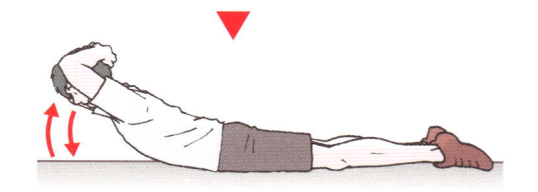

POINT
補助者に足を押さえてもらってもよい。

足を上げる背筋運動（10回×2）
トレーニング部分（背中・臀部）

❶うつ伏せになり，両足をゆっくり持ち上げる。
❷両足をゆっくり下ろす。

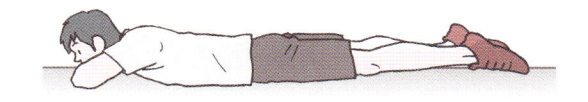

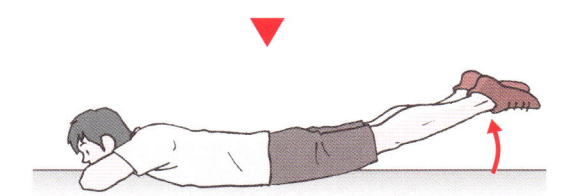

POINT
片足ずつ行うと負荷が小さくなる。お尻の筋肉を引きしめるように行う。

かかと，つま先立ち（各10回×2）
トレーニング部分 （足首・脚）

❶壁に手をつき，からだを安定させる。
❷つま先を上げてかかと立ちをする。
❸かかとを上げてつま先立ちをする。

POINT
かかと立ちのときには，後ろに倒れやすいので注意する。

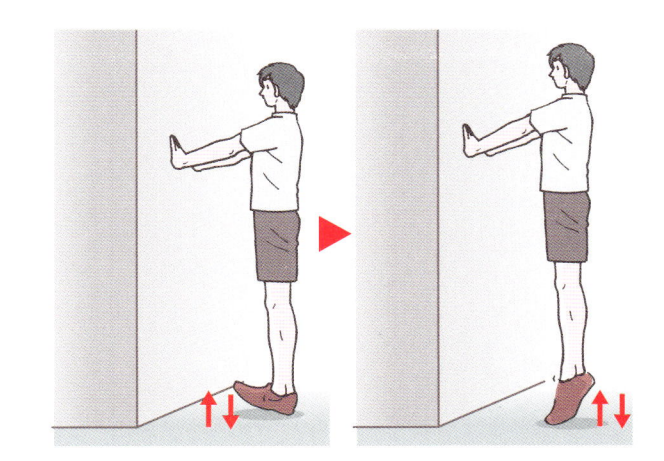

あお向け，片足上げ（左右10回×2）
トレーニング部分 （ひざ・脚）

❶あお向けになり，片足のひざを曲げておく。
❷❶で曲げた片足をゆっくり伸ばす。
❸❷と反対の足で行う。

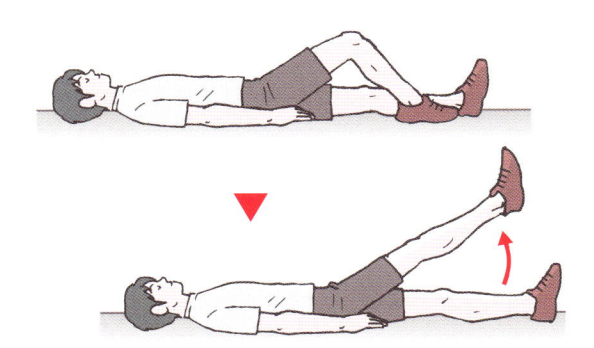

POINT
手で床を支えてからだを固定する。

横向き，片足上げ（左右10回×2）
トレーニング部分（わき腹・脚）

❶横向きの姿勢になる。
❷上方の足をゆっくり持ち上げる。
❸床と接するからだの面をかえて，❷と反対の足で行う。

POINT
ひじを立てて頭を支えておくと，視野が安定し，リズミカルに行うことができる。

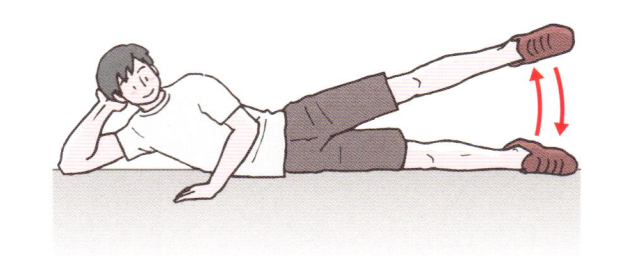

座位，両足上げ　（10回×2）
トレーニング部分　（ひざ・脚）

❶いすに深く腰かける。
❷床と平行なるように，両足を持ち上げ，ゆっくり下ろす。

POINT
片足ずつ行うと，腰の負担が小さくなる。

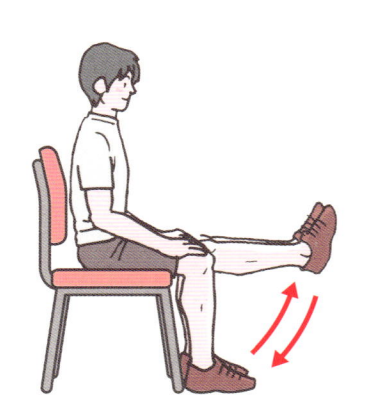

ひざの曲げ伸ばし（10回×2）
トレーニング部分　（ひざ・脚）

❶いすや机などをつかみ，からだを安定させる。
❷背すじを伸ばしたまま，ゆっくりと腰を下ろし，立ち上がる。

POINT
ぐらぐらしている安定性の悪いもので行わないように注意する。

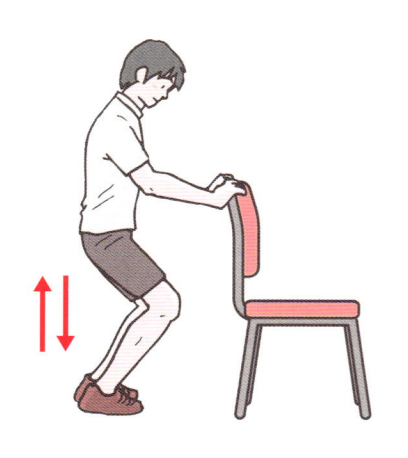

4 ダンベルエクササイズで筋力アップを目指す

　男性は3～5kg，女性は2～3kgのダンベルや鉄アレイなどのおもりを使って，筋肉に負荷をかけながらエクササイズを行います。おもりは自分に合った重さを選び，しっかりと握って落としてケガをしないようにしてください。おもりを上げるときも下げるときもゆっくりと大きく動作することで，筋肉に負荷が十分にかかり筋力アップにつながります。このとき，強化する筋肉を意識すると，効果がでやすくなります。また，運動中はりきんだり呼吸を止めないようにしてください。

肩の筋肉を強化する（左右10回）
トレーニング部分　（肩・ひじ）

❶両手におもりを持ち，片手のおもりを上げる。
❷❶の上げたおもりをゆっくり下げ，もとの姿勢に戻る。
❸左右のおもりの上げ下げを，交互に繰り返す。

POINT
肩の筋肉を意識しながらゆっくり行う。

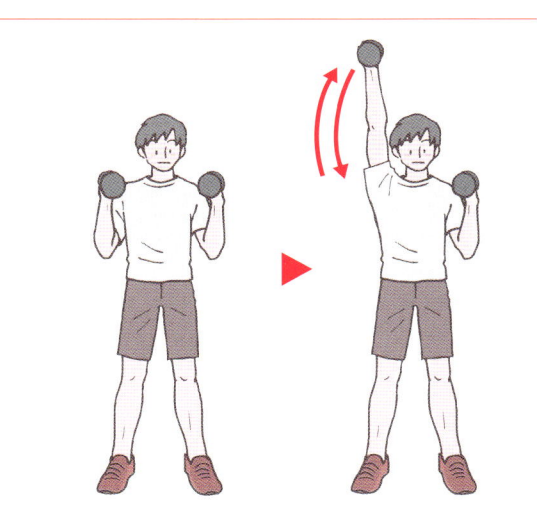

腕の筋肉を強化する（左右10回）
トレーニング部分　（腕・ひじ）

❶いすに深く腰かけ，両手におもりを持つ。
❷ももにひじをあてながら，片手のおもりをゆっくり上げる。
❸ゆっくりおもりを下げる。
❹❷，❸を他方の腕でも行う。

POINT
腕の筋肉を意識しながらゆっくり行う。

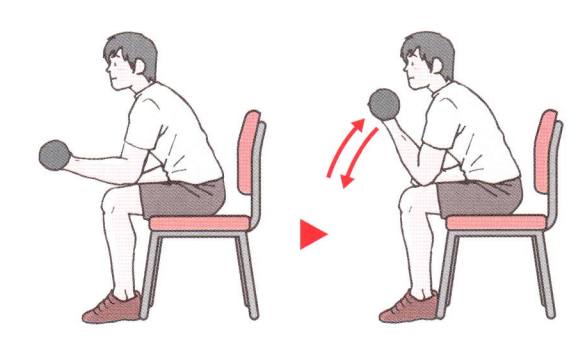

ひざの筋肉を強化する（10回）
トレーニング部分　（ひざ・脚）

❶両手におもりを持ち，背すじを伸ばしたまま，ゆっくり腰を落としひざを曲げる。
❷ゆっくり立ち上がり，もとの姿勢に戻る。

POINT
背中がまるくならないように注意する。
脚の筋肉を意識しながらゆっくり行う。

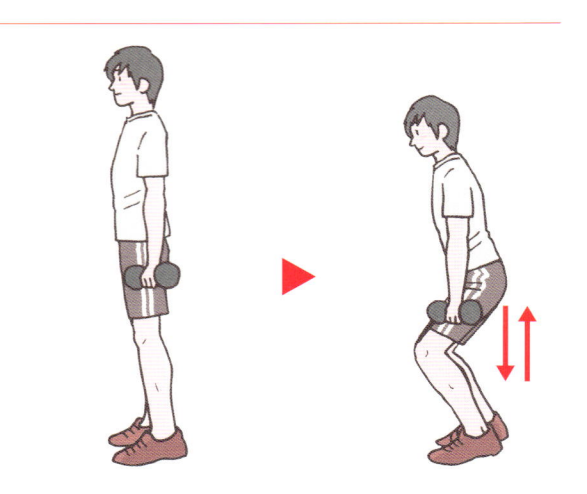

肩，腕の筋肉を強化する（10回）
トレーニング部分　（肩・腕）

❶両手におもりを持ち，両腕をまっすぐに前に伸ばす。
❷ゆっくり両腕を左右に開く。
❸ゆっくり両腕を前に閉じ，もとの姿勢に戻る。

POINT
腕が下がらないように，おもりを床と平行に動かす。
肩の筋肉を意識しながらゆっくり行う。

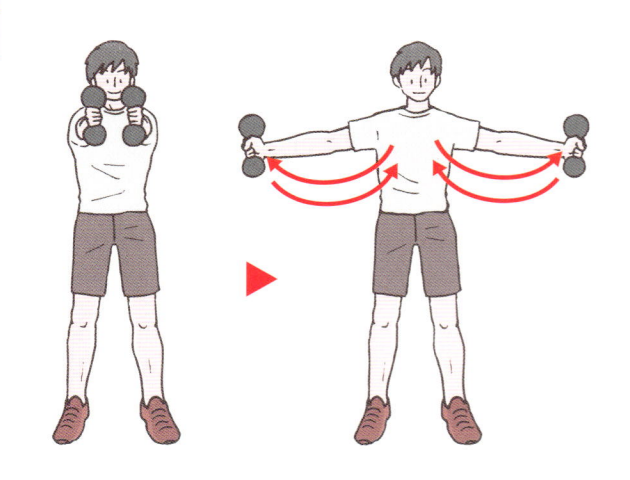

背中の筋肉を強化する（左右10回）
トレーニング部分　（背中・肩・腕・ひじ）

❶いすに片手をのせる。
❷他方の手におもりを持ち，ゆっくり上げ下げする。
❸❶，❷を他方の腕でも行う。

POINT
肩の位置が動かないように注意する。
背中の筋肉を意識しながらゆっくり行う。

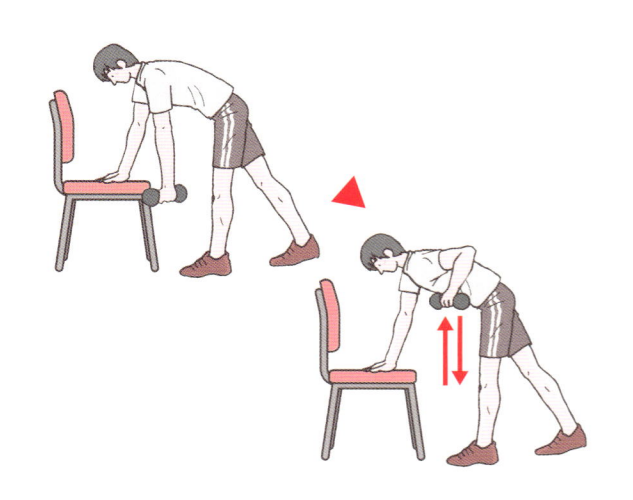

腹，背中の筋肉を強化する（10回）
トレーニング部分　（腹・背中）

❶おもりを両手に持ち，腰をねじって上体を回転させる。
❷❶とは逆の方向におもりを振る。

POINT
顔は正面を向けたままにする。
おもりがぶつからないように注意する。
腹，背中の筋肉を意識しながらゆっくりからだをひねる。

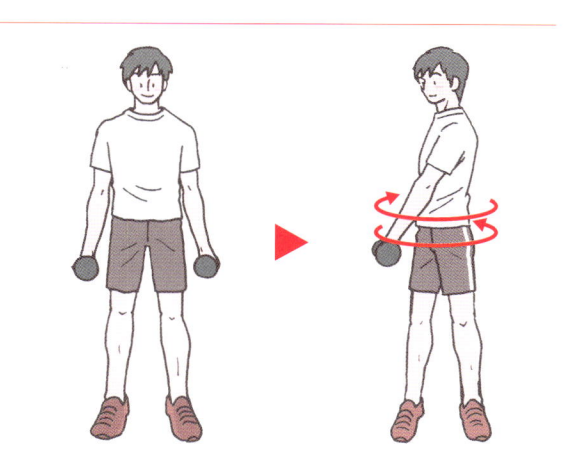

腕の筋肉を強化する　（10回）
トレーニング部分　（腕・ひじ）

❶両手におもりを持ち，ひじをわき腹にしっかりとつける。
❷おもりを左右にゆっくり広げる。
❸おもりをもとの位置にゆっくり戻す。

POINT
ひじをわき腹から離すと負荷が大きくなる。
腕の筋肉を意識しながらゆっくり行う。

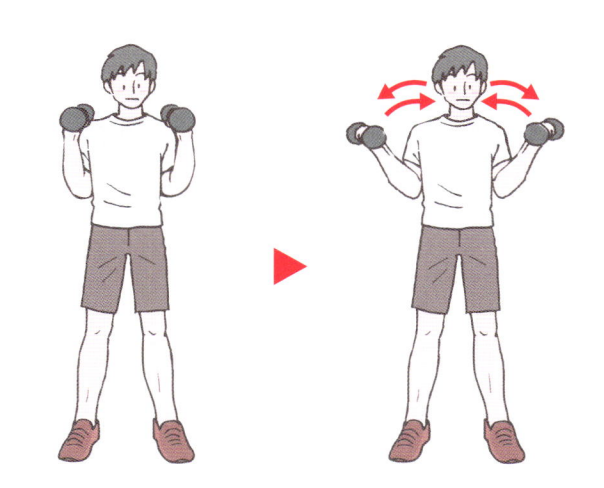

背中，肩，腕の筋肉を強化する（左右10回）
トレーニング部分（背中・肩・腕）

❶いすに深く腰かけ，片手におもりを持ち，垂直に下ろしておく。
❷おもりをゆっくり後方に傾ける。
❸おもりをもとの位置にゆっくり戻す。
❹❷，❸を他方の腕でも行う。

POINT
普通の腕立て伏せよりも負荷が小さい。
腕の傾きが大きくなるほど，負荷が大きくなる。

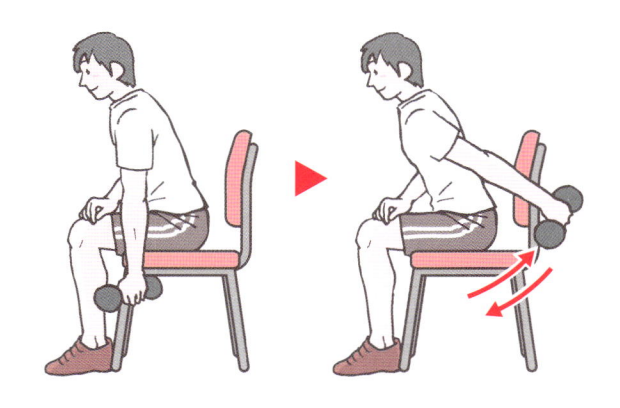

5 ゴムチューブエクササイズは手軽さが魅力の1つ

　ゴムチューブは，スポーツショップなどで2000円前後で購入できる運動器具で，リハビリテーションや筋力トレーニングなど，幅広い用途で使われています。ゴムチューブは，目的とする運動強度によって素材の硬さが違います。例えば，硬い素材のものほど，ゴムの抵抗性が強いため，伸ばすのに力が必要になります。ご自身にあったものを選ぶことで，ストレスを感じずに長く続けることができます。また，ゴムチューブは，狭いスペースでもエクササイズができ，持ち運びに便利なのが，魅力の1つともいえます。以下で紹介するほかに，鍛える筋肉の部分によっていろいろなエクササイズがあります。専門的に取り上げた本やビデオを参照していただいたり，健康運動指導士などの運動の専門家にご相談ください。

座位，腕の強化運動　（10回）
トレーニング部分　（腕・ひじ）

❶ いすに深く腰かけ，ゴムチューブを水平に持つ。
❷ 息を吐きながら，ゴムチューブを伸ばす。
❸ 息を吸いながら，ゴムチューブをもとに戻す。

POINT
ゴムチューブをにぎる間隔が長いほど，負荷が小さくなる。

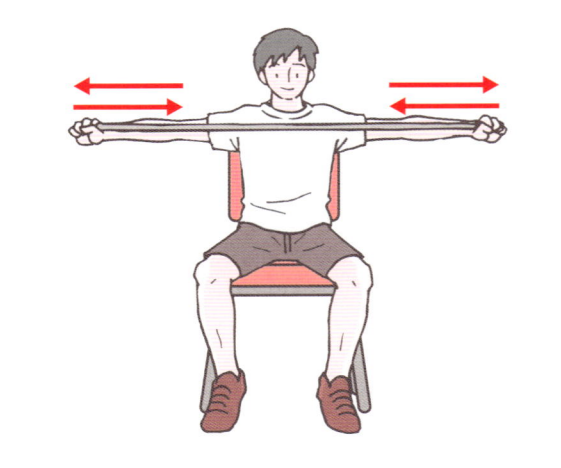

立位，腕の強化運動　（10回）
トレーニング部分　（腕・ひじ）

❶ 両足でゴムチューブをしっかり踏む。
❷ 息を吐きながら，ゴムチューブを伸ばす。
❸ 息を吸いながら，ゴムチューブをもとに戻す。

POINT
ゴムチューブは足から外れないように，足底の中央を通るように踏む。

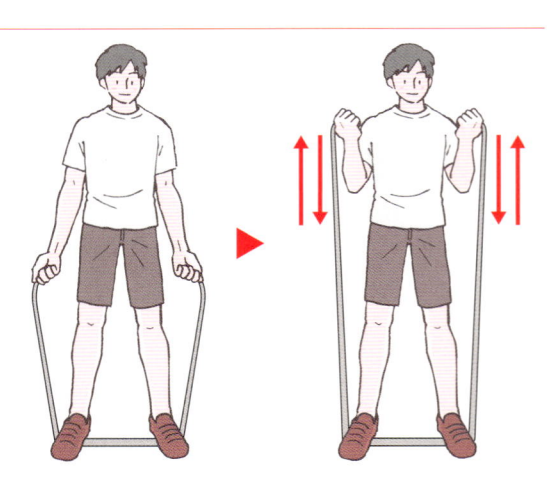

6 朝，ふとんの上で行う目覚めのエクササイズ

朝，目覚めたらゆっくりとからだを伸ばし，すみずみまで血行をよくしましょう。朝に弱い方でも，これらのエクササイズで快適な1日をスタートさせることができます。

全身を伸ばす （10秒）
トレーニング部分 （全身）

❶あお向けになり，手を頭の方向へ大きく広げる。
❷手足を思いっきり伸ばす。

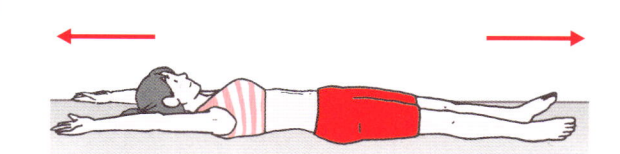

POINT
手足の指先までしっかりと伸ばす。

腰の筋肉を伸ばす（左右4〜5回）
トレーニング部分 （腰）

❶あお向けになり，両手を左右に広げ両ひざを立てる。
❷両ひざを一方に倒して腰をねじる。
❸❷と反対方向に倒して腰をねじる。

POINT
両手を左右に広げてからだを固定する。

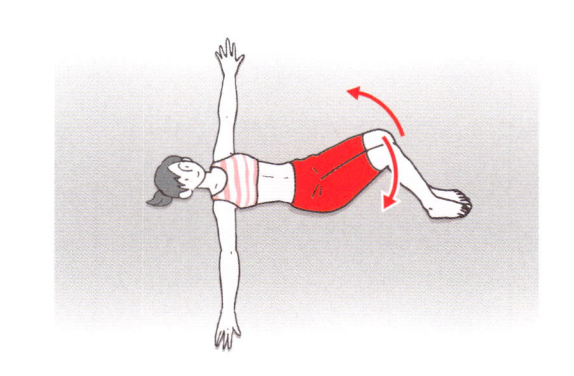

腕，脚の筋肉をリラックスさせる （10秒）
トレーニング部分 （腕・脚）

❶あお向けになり，手足を上げる。
❷両手，両足をぶらぶらと振る。

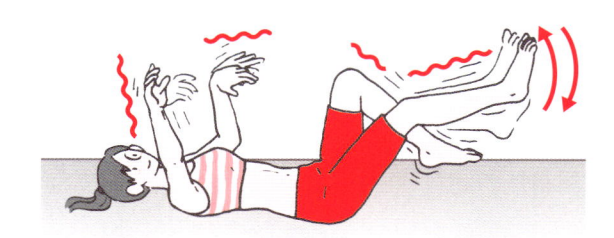

POINT
ひじやひざは曲げ伸ばしを行い，手足の先は小刻みに震わせる。

7 夜，ふとんの上で行う睡眠前のエクササイズ

　ジョギングや水泳，サイクリングなど，生活に運動を取り入れている方はもちろんのこと，買い物や通勤，散歩などの日常生活でも，からだの筋肉は疲労を蓄えています。そこで，1日の最後には，筋肉をリラックスさせる運動を行いましょう。寝る前のほどよい運動は，心地よい眠りを導き翌日はすっきりと目覚めることができます。

脚の筋肉を伸ばす（左右10秒）
トレーニング部分　　　　（脚）

❶ひざを伸ばして座る。
❷片足のももを両手でもち，手前に引きよせ，ふくらはぎの筋肉を十分に伸ばす。

POINT
つま先を手前に引きつける。

脚の筋肉を伸ばす（左右15秒）
トレーニング部分　　　　（脚）

❶ひざを伸ばして座る。
❷片足を少し持ち上げ，足の裏側でふとんを軽くたたくように足を上下させる。

POINT
両手でからだを支えて，安定させる。

脚の筋肉を伸ばす（左右10秒）
トレーニング部分　　　　（もも）

❶横向きの姿勢になり，片足を背中側に折り曲げ，足首をつかむ。
❷足首をゆっくりと引っ張り，ももの前面の筋肉を伸ばす。

POINT
床と面した片足はずれないようにする。

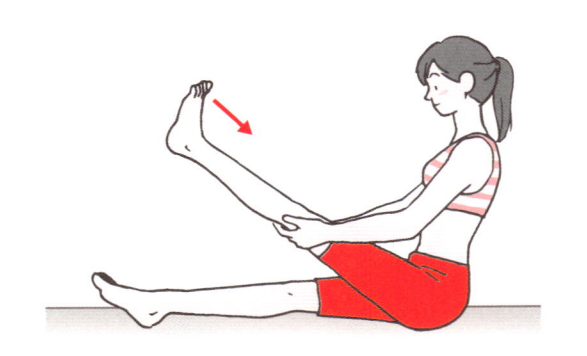

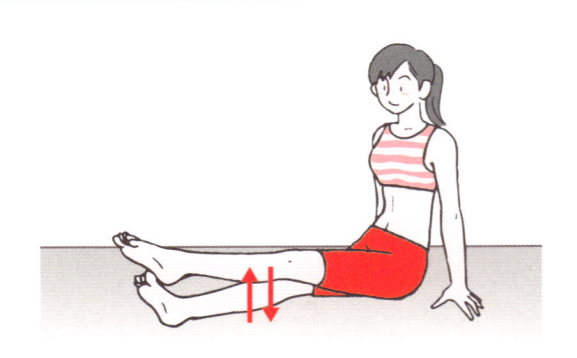

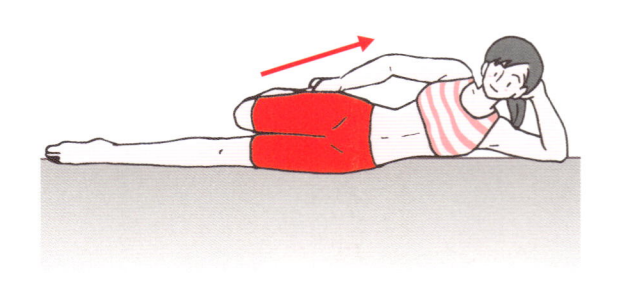

腰の筋肉を伸ばす（左右10秒）
| トレーニング部分　　　　（腰）|

❶あお向けになり，片ひざを立てる。
❷片ひざの外側を片手でおさえ，伸ばした足と交差するように倒して腰の筋肉を伸ばす。
❸❶，❷を他方のひざでも行う。

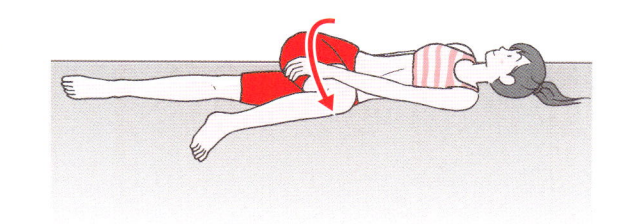

POINT
天井のある1点を見つめるようにして，からだがずれないようにする。

首，背中の筋肉を伸ばす（10秒）
| トレーニング部分　（首・背中）|

❶あお向けになり，両ひざを持ち上げて両手でかかえる。
❷両手に力を加えていき，首から背中が丸まるようにして首と背中の筋肉を伸ばす。

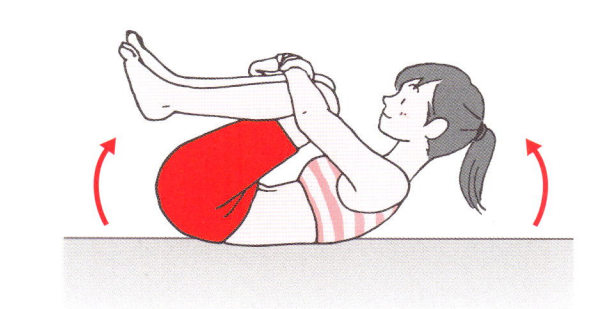

POINT
ひざが鼻に近づくように首から背中を丸める。

全身の筋肉を伸ばす　（10秒）
| トレーニング部分　　　（全身）|

❶あお向けになり，左右に両手を大きく広げる。
❷頭と足を前後に，両手を左右に大きく伸ばし全身の筋肉を伸ばす。

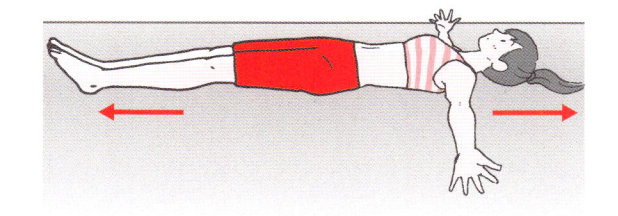

POINT
寝る前の最後のエクササイズとして行うとよい。

8 お風呂の中で行うアクアエクササイズ

　高齢期に始める運動として，水中運動がよいといわれますが，プールに通うには手間がかかるため，まずはご自宅のお風呂で軽い水中運動をしてはいかがでしょうか？お風呂での運動は，温熱作用も加わり，発汗や血行が促されて，運動効果がアップします。お湯の温度は39℃前後とぬるめにし，のぼせないように注意してください。なお，お風呂での水中運動に慣れてきて，プールでのアクアエクササイズにチャレンジする方は，102ページをご参考にしてください。

腕の強化運動①　（10〜20回）

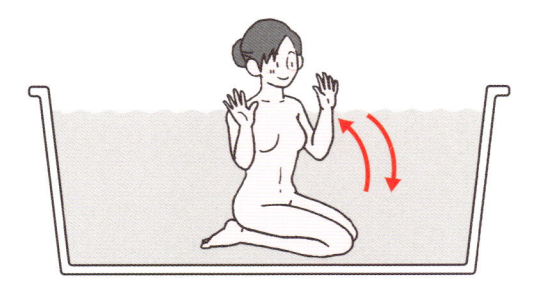

❶手を水面に向け，手のひらでお湯を押さえるようにひじを曲げる。
❷水中に手を沈め，手のひらでお湯を持ち上げるようにひじを曲げる。

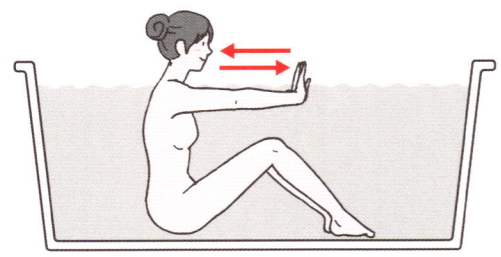

腕の強化運動②　（10〜20回）

❶手のひらを前に向け，水面と平行にお湯を前方に押し出す。
❷手のひらを自分に向け，水面と平行にお湯を手前に引きよせる。

腕の強化運動③　（10〜20回）

❶腕を曲げ，腕の外側でお湯を押しのける。
❷腕を水面と平行にし，腕の内側へお湯を挟みこむ。

脚の強化運動　（10〜20回）

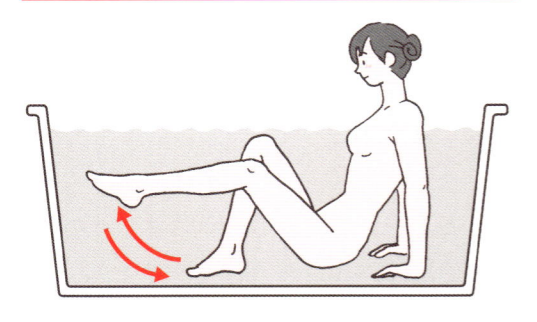

❶ひざを曲げた状態から，ひざを伸ばしお湯を水面にけり上げる。
❷片足ずつ行い，慣れてきたら両足でお湯をけり上げる。

Part 5 疾病を伴う運動編

「持病があっても運動できる!」
〜自分自身の安全管理〜
症状別「こんな動作を気をつけて運動しましょう」
種目別「持病があってもできる運動」
運動の賢い選び方と持続させるコツ
信頼できる医師と運動指導者があなたの味方です

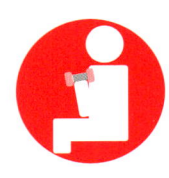

「持病があっても運動できる！」～自分自身の安全管理～

1 適度な運動はお薬です

「運動しなければ……」とは思っていても，ちょっと血圧が高かったり，血糖値が高かったり，あるいは腰やひざが痛かったりすると，「これでも運動していいのかしら？」と迷ってしまう人も多いはずです。

健康な人にとっては，たいしたことのない運動でも，なんらかの病気にかかっている人にとっては，かえって病状を悪化させたり，ときには命にかかわる事故を起こしてしまうことも。運動はお薬と同じものと考えてください。運動のやり方や強さ，運動量によって，病気を改善させる効果も期待できる場合や，逆効果となる場合もあるのです。

ですから，運動を行う前に，ご自身の体力レベルや病気の状態をよく知っておくこと，そして主治医のアドバイスと許可をいただくことが大切です。病院などで行う主な検査項目は，表1のようなものです。

これらのデータをもとに，医師は効果と安全性を配慮した運動処方を作成します。病状の個人差は大きいので，1人ひとりに合った処方をしなければならないのです。あなたが運動するときには，いつも医師がそばについているわけではありません。だからこそ，運動処方を正しく守るよう，心がけましょう。

- 自覚症状（胸痛・動悸・息切れ・めまいなど）
- 病歴・既往症（整形外科的疾患も含めて）
- 家族歴（心筋梗塞・脳血管疾患・糖尿病など）
- 生活習慣・食事内容（運動経験・職業なども）
- 安静時の血圧・心拍数・心電図
- 血液・尿検査（血糖値・血清脂質・肝機能・腎機能など）
- 運動負荷試験（運動中の血圧・心拍数・心電図などを計測し，運動による危険性や体力レベルをチェックする）

■1 主な検査項目

2 運動前のチェックポイント

　もちろん，運動の直前にも体調がよいか悪いかをご自身でチェックすることも，事故を防ぐための最善の対策です。表2のような症状がみられたら，その日は運動を控えてください。日ごろから血圧や血糖値が高い人は，自分でチェックできる測定器がありますので，計測してから運動をはじめましょう（写真3）。体調がすぐれないときには自分に責任をもって，けっして無理をしないように心がけてください。

　運動の前には，軽く歩いたり，ストレッチングしたりするウォーミングアップと，運動の後も軽くからだをほぐして，疲れた筋肉をストレッチングするクーリングダウンも，運動を安全に行うためには欠かせません。運動を行えば，心臓も血管も筋肉も脳も腎臓も肝臓もその他，さまざまな臓器の状態が大きく変化します。ですから，安静状態から運動状態へと急激に変化させることは危険なことなのです。もし，運動中，胸が苦しくなったり，ふらついたり，吐き気がしたり，からだが震えてきたりしたら，すぐに運動を中止して，だれかに助けを求めましょう。

　自宅から離れたところで運動する場合は，出かける準備と持ち物のチェックもお忘れなく。まずは，水分をとっておき，脱水症状の予防をします。トイレに行くのをおっくうがらずに必ず飲んでおきましょう。帽子は日射病の予防や，転倒したときに頭を守ってくれます。そして，万一の備えとして，小銭や携帯電話，自宅の連絡先や通院中の病院名を書いたメモを持っていきましょう。詳しくは，101ページを参照してください。

　適切に運動すれば，たとえ持病があったとしても，これからの生活をいきいきと健康に過ごせたり，あるいは病気を改善していけたりと，あなたの人生にとって大きな価値のあることが得られるのですから，前向きに取り組んでいきましょう。

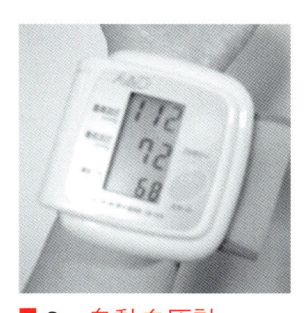

■ 3　自動血圧計
ボタン1つで，最高血圧，最低血圧，心拍数が測定できる手軽さが便利。

- からだの不調（頭痛・ふらつきやめまい・胸痛・動悸・息切れ・食欲不振・睡眠不足・下痢・便秘・疲労感・二日酔いなど）
- 高熱（体温37℃以上）
- 安静時の血圧値が収縮期（最高）160mmHg，拡張期（最低）90mmHg以上のとき
- 安静時心拍数100拍/分以上のとき
- 血糖値250mg/dl以上のとき

■ 2　こんな症状では運動を控えましょう

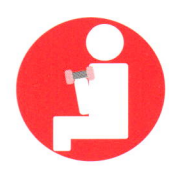

症状別「こんな動作を気をつけて運動しましょう」

1 血圧の高い人

　血圧というのは，心臓から動脈へ押し流される血液によって，どれだけの強さ（圧力）が血管に加わるかという数値です。血圧の高低は，2つの要素が関係してきます。1つは，血管の固さや血管の中の狭さによる血管の抵抗性。そしてもう1つは，心臓が血液を押し出す勢いや量です。

　血圧が高いといってもその原因は人によってさまざま。ですから，血圧だけで，どこが悪いとは決められませんが，どこかが不調をきたしていると考えられます。安静にしているときでも，血圧の数値が高いようでしたら，医師の診察を受けましょう。

　血圧をよい状態にコントロールしてゆくための運動としてすすめられるのは，有酸素運動。脚をはじめとして全身の筋肉を動員させて，軽く，無理なく，リズミカルに動かし続けるような運動が効果があります。血液の循環がよくなり，習慣的に行えば，善玉コレステロールも増やし，必要以上に増えている血中脂質を減らすことができます。主な種目としてはウォーキング（歩行）。それ以外にもいろいろな有酸素運動がありますから，このあとの項目（100ページ～）を参考にしてください。

　安静にしているときでも血圧の高い人は，運動中も上がりやすくなります。血圧が上がると，血管や心臓への負担が増します。また，ときには虚血性心疾患（狭心症や心筋梗塞），脳血管疾患（脳梗塞や脳塞栓，脳出血など）などの命にかかわる事故も引き起こすことも。糖尿病の合併症（87ページ，表6）のある人も，血圧を上げることは病状の悪化につながってきます。ですから，血圧に関しては，運動をするときも，日ごろの生活の中ででも，常に注意を払うように心がけておきましょう。

　「どんな運動をすると血圧が上がるのか」を知っておくことはとても重要です。それがわかっていれば，運動中も注意しながら安全に行えます。血圧が上がりやすい運動は，表4のようなものがあげられます。これらの運動は動脈などの血管を収縮させて血管の抵抗を大きくしたり，心臓を強く収縮させて，多量に血液を押し出すことによって血管に強い圧力をかけたりするなどして，血管や心臓への負担を大きくします。

　また，安全に運動をするためには，表5のことを守るように心がけましょう。

　医師から薬を処方されている人は，薬の作用と運動のしかたについて，医師から説明を受けておいてください。運動をするからといっても，自分の判断だけで薬を中断することはやめましょう。

血圧や心拍数は，心臓や血管などのからだの状態を知るための手がかりとなるもので，運動によって大きく変化します。日ごろから血圧を測り，ご自身の体調を管理する習慣を身につけておきましょう。

- 激しい（運動強度の高い）運動
- 息をこらえ（りきみ）ながら行う運動
- 腕を挙げ続ける運動，あお向けになった姿勢で足を上げる動作
- 手をきつく握りしめながら行う運動
- 緊張したり，興奮したりする運動

■ 4　血圧が上がりやすい運動

- 楽に呼吸ができる程度の軽い全身運動（有酸素運動）にする。
- とにかく息をこらえない，りきまない，動きを止めない。
- 腕は肩より上に挙げたらすぐおろす。
- あお向けになった姿勢では足を上げ続けない。
- 力いっぱい握り締めなくてもよい道具を選ぶ。
- 勝ち負けを競わない運動を選ぶ。
- 頭を急に下げたり，上げたりしない。
　　頭を心臓よりも低い位置へ急に下げると，脳への血流量が増えて，脳血管に負担がかかります。また，急に上げると，立ちくらみを起こします。頭の位置を速く大きく動かす運動は避けましょう。
- 急に足を止めない。
　　足をリズミカルに動かし続けると，心臓への血液の戻りがよくなり，心臓の負担を減らすことになります。急に止まると胸が苦しくなったり，気分が悪くなったりすることがありますので，徐々に止まるようにしましょう。
- 血圧が急に低くなっていたら要注意。
　　いつもは血圧が高いのに，今日はなぜか低い。からだもなんとなくだるく感じる，ちょっとふらつく，これは要注意です。こんな日は運動を休んでください。

■ 5　血圧の高い人が安全な運動を行う上で大切なこと

2 血糖値の高い人（2型糖尿病）

　糖尿病の中でも，その95％以上を占めるという「2型糖尿病」は，生活習慣が大きく関係しています。通常は食後，血液中に糖が増えてくると，筋肉などの組織へ糖を取りこむようにインスリンがはたらき，血糖値が一定になるようにコントロールされます。しかし，2型糖尿病は，インスリン受容体の感受性が低下するなどして，糖が取りこまれにくくなり，血糖値が上がってしまう病気なのです。

　このような人にすすめられるのは，前の血圧の項でも紹介したウォーキングのような有酸素運動です。高血圧の場合と同様，きつすぎず，おしゃべりしながらでもできるくらいの適度な運動は，安全性も高く，筋肉への糖の取りこみを促し，血糖値を下げます。しかし，糖尿病の人で，血糖を下げる薬を服用し，その薬が効き始めた時間帯や，インスリン注射をして血糖値が下がってきた時間帯に運動すると，低血糖をまねくことがあります。低血糖になると，手足がふるえてきたり，足元がふらついたり，ひどい場合は意識不明や昏睡状態にいたることもあります。ですから，早くやせたいからといって，食事をせずに運動するというのは，糖尿病の人にとっては危険な行為といえます。

　糖の取りこみ効果は長時間続くので，運動後，何時間かしてから低血糖になることもあります（遅発性低血糖）。運動するタイミングや運動するときの食事の量・内容については，主治医とよく相談しましょう。

　もし，低血糖になったら，すばやくからだに取りこまれるブドウ糖を含む食品を食べましょう。外出するときには，ペットシュガーやキャンディーをポケットに入れておくのもよいでしょう。ジュースやスポーツドリンク（シュガーレスではないもの）なら，水分も同時にとれます。ただし，飲みすぎてカロリーオーバーにならないように注意してください。

　また，自分の限界に近い激しい運動，あるいは非常に重いバーベルやダンベルなどを用いた筋力トレーニングなどは，逆に高血糖を引き起こすこともあります。その理由は，それらの高強度の運動は血糖値を上昇させるノルアドレナリンやアドレナリン，グルカゴンなどのホルモンを多量に分泌させるからなのです。

　ノルアドレナリンやアドレナリンは血圧上昇ホルモンでもあるので，血圧の高い人，合併症のある人は運動の強さには十分注意して，軽い全身運動（有酸素運動）を行うように心がけてください。運動の際には，前項目の血圧の高い人の注意点も必ず参考にしましょう。血圧については慎重すぎるくらい配慮してちょうどいいのです。

糖尿病の合併症をもっている人は、表6のような注意点があります。糖尿病性腎症、糖尿病性網膜症、糖尿病性神経障害※などの三大合併症のある人は、その症状の程度によって運動の危険性が異なるので、必ず主治医と相談しながら運動を進めましょう。また、糖尿病性足病変という合併症もあります。これは、足の傷や水虫などが悪化して、壊そが起こり、ひどいときには足首やひざまでを切断することにもなります。運動の前後には、フットケア（足の手入れ）を行いましょう。

糖尿病の治療には、薬物療法、食事療法、そして運動療法の3本柱で行うことが最も効果的だといわれています。2型糖尿病は、生活習慣、特に運動不足と高カロリー食が大きく関係しています。運動することで、これらを改善したり、インスリン感受性を高めたり、糖の取りこみをよくする効果が期待できるのですから、ぜひとも医師のアドバイスも受けながら、運動を生活の中に取り入れてみてください。

※ 糖尿病性腎症とは、高血糖による腎臓機能の低下で、尿中に糖やタンパク質が出現します。腎症が進行すると腎不全となる危険性もあります。

糖尿病性網膜症とは、長期間の高血糖により、血管の壁がもろくなることで失明に至る疾病。急な視力の低下や眼痛といった自覚症状がみられないので、発見が遅れやすいとされています。

糖尿病性神経障害とは、糖尿病による神経障害で、食欲低下、下痢、便秘、しびれ、痛み、吐き気、むくみ、筋力低下、こむら返り（筋肉の痙攣）、失禁などが現れます。

- **糖尿病性腎症**
  - 血圧変動に注意。
  - 尿中アルブミン排泄量（たんぱく排泄量）や血清クレアチニン値の監視が必要。
  - 透析患者は貧血や心筋障害の危険性により運動が制限される。
- **糖尿病性網膜症**
  - 収縮期（最高）血圧を上げすぎない。
  - 衝撃の強い運動は避ける。
  - 運動中はりきまない。
- **糖尿病性神経障害**
  - 心機能低下、起立性低血圧、皮膚の血流や発汗の異常などの危険性がある。
  - 心拍数よりも自覚的運動強度を運動強度の目安にする。
- **糖尿病性足病変**
  - 足を清潔に保つ。
  - 清潔でゴムのきつくない靴下を履く。
  - 靴擦れやマメ、タコができないように、サイズのあった運動靴を選ぶ。
  - 足のケガや水虫は治しておく。
  - 運動の後には足を洗い、傷がないか確かめる。

■6　糖尿病の合併症の注意点

3 肥満の人

　肥満とは，からだの中の脂肪の割合が多い状態，つまり体脂肪率の高い状態のことをいいます。肥満の人が運動する場合，大きくわけると2つのリスクをかかえています。1つは，血液中の脂肪（中性脂肪やコレステロール）が多く，動脈硬化や糖尿病，高血圧症などの病気の兆候があったり，すでに患ってしまっている人の病状を悪化させたり，命に関わる事故を起こすかもしれないというリスク。もう1つは，体重が大きな負担となってひざや腰，股関節を傷めやすいというリスクです。

　肥満の人の場合，運動の目的は，やはり体脂肪を減らすことがメインとなりますが，運動だけで体脂肪を減らすには，長時間運動してエネルギーを消費しなければなりません。そうすると，筋肉の割には脂肪が多いため，からだを支えたり動かしたりする筋肉，あるいは腰や股関節，ひざ，足首などの関節までも傷めることになりかねません。また，短時間にエネルギーを消費しようと，がんばりすぎると，心臓や血管への大きな負担となります。

　とはいえ，運動をせずに食事だけ減らしてやせようとすると，筋肉もいっしょに落ちてしまい，基礎代謝も低くなるので，たとえ一時的に体重が減ったとしても，またもとの体重に戻る「リバウンド」が起こりやすくなります。やはり，運動療法と食事療法とをバランスよく並行して行うことが，ウエイトコントロールを効果的にする秘訣なのです。健康的に減量するためには，1ヵ月1～2kgのペースで体重を落としていきましょう。1日当たり運動では150～200kcal分を行い，食事では200～300kcal少なく食べる程度です。油脂は10gで90kcalと高カロリー，要注意です。

　では，どのような運動がすすめられるかというと，やはり有酸素運動ということになるでしょう。局部的に短時間に筋肉を使う運動や激しい運動においては，脂肪がエネルギー源として使われる割合は低いのです。一方，多くの筋肉を使って長時間かけて行う有酸素運動は，呼吸によって取りこんだ酸素を効率よく用いて，脂肪や糖を燃やすことができます。歩いたり，自転車をこいだりするような運動，エアロビックダンスエクササイズ（一般的には，きつい運動と思われているようですが，本来は軽い全身運動なのです）も有酸素運動です。まずは1日30分を目安に運動しましょう。10分ずつ3回にわけて行っても結構です。

　ただ，気をつけなければならないのは，先ほどでもあげた2つのリスクです。肥満でない人にとってはたいした運動強度でもない運動が，肥満の人の場合，その体重ゆえに大きな負荷となって，運動強度を高くすることもあります。関節にかかってくる

負担も大きくなります。ウォーキングもいいのですが，毎日では関節を傷めることになるかもしれません。そのような点を配慮するならば，水中運動や固定式自転車が望ましいでしょう。ただし，どちらもプールやアスレチックジムなどの運動施設でしかできない運動です。そこで，週に3日をウォーキング，1日をプール，もう1日を自転車というようにいくつかの種目を日替わりで行うことをおすすめします（図7）。

　家の外に出るのは時間的に無理だったり，おっくうだったりするときは，いすやエクササイズボールを使って，家の中で運動することもできます。ひざへの負担が少ないうえに，早足で歩くくらいのエネルギーを消費できる運動です。最近では，エクササイズのビデオも出ていますので，テレビを見ながら楽しく行えます。

　筋肉を鍛えるレジスタンストレーニングも，関節を保護したり，運動を楽に行ったりするうえで大切ですので，ぜひ行うようにしてください。筋肉を増やすことにより，基礎代謝量が増えるので，たとえ運動をしない日でも，1日当たりのエネルギーの消費量が多くなります。レジスタンストレーニングは，やり方によっては循環器系や筋骨格系の事故を招くおそれがあります。あとの項目（108ページ）でレジスタンストレーニングの安全な方法を紹介しますので，参考にしてください。

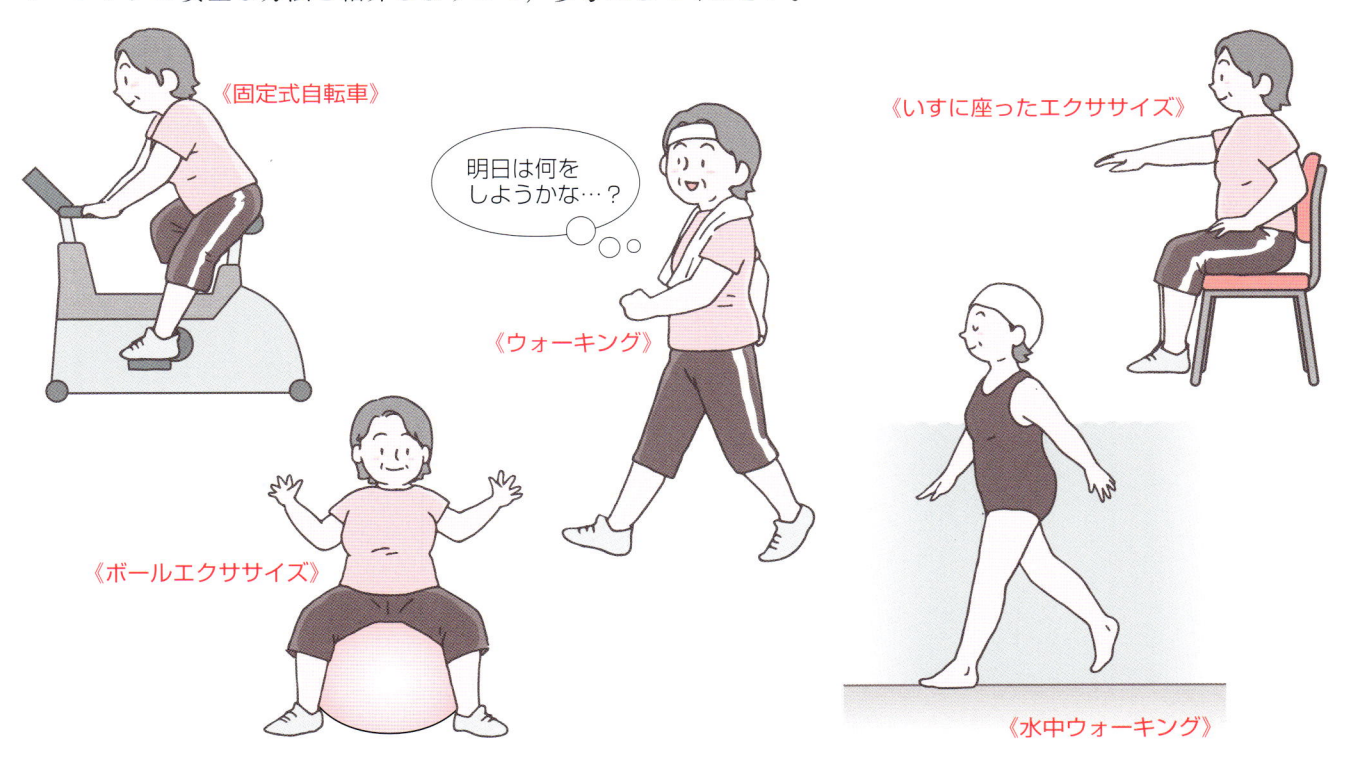

■7　関節に負担がかかりにくい有酸素運動

4 ひざや足首の痛む人

　ひざや足首というのは体重のほとんどを支えている関節です。歩けば体重の2倍前後，走れば3倍以上もの衝撃を受けるのですから，いったん傷めると，さまざまな運動から遠ざからなければなりません。日常生活の中では歩かないわけにはいかないので，ひざ関節や足首に体重をかけて動くことになり，傷めた関節の回復が遅くなります。関節がなかなか治らず，つらい日々が続くのは，こんな理由からなのです。

　ひざの形が変形し，極度のO脚になってしまう変形性ひざ関節症は，高齢の女性に多い病気です。ひざを酷使しすぎると，ひざに水がたまったり，半月板を傷めたり，靱帯を傷めたりなどと，さまざまな膝痛を引き起こす危険性もあります。

　ひざへの負担を軽くするための方法は2つあります。1つは体重を減らすこと。もう1つはひざ周辺の筋肉を強化することです。そのためには運動が不可欠ですが，ひざを痛めないような運動を選ぶことが肝心です（図8）。

　まず，体重を減らすためには，食べ過ぎないことと，適度な運動が必要です。運動としておすすめできる有酸素運動は，水中でのウォーキングや水泳，固定式自転車こぎ，あるいはいすやボールに座って行うエクササイズ。これらなら全体重をひざや足首にかけることなく，長時間，動き続けられることでしょう。

　次に，ひざを強くする筋力トレーニングとしては「レッグエクステンション」（図9）がおすすめです。これは，いすに腰掛け，片足のひざを伸ばし，ももの筋肉（大腿四頭筋）を収縮させるレジスタンストレーニングです。安全で効果的に行うためには，腰と背中をいすの背もたれに密着させ，片足のひざを伸ばす運動をゆっくりとしたテンポで10回ぐらい繰り返し動かします。りきむと血圧が上がるので，ひざを伸ばすときに息を吐きます。このとき，弾みをつけてひざを伸ばすと，ひざへの衝撃が大きくなります。また，両足を同時に上げると，腰への負担が大きくなりますので注意してください。

　足首を強くする筋力トレーニングは図10のように行います。いすに座り，ひざに両手をつき，少し体重をかけながら，両足のかかとを上げ下げします。この運動も弾みをつけず，呼吸を止めないようにしてゆっくりと行いましょう。立っても足首が痛くない場合は，いすの後ろに回って背もたれをもってつま先立ちを繰り返しましょう。

　これらの運動は，あくまでも慢性期の落ち着いた状態のときに行ってください。痛みがひどいときやケガをしてまもない急性期には，それ以上に症状を悪化させないよう，安静にしていてください。

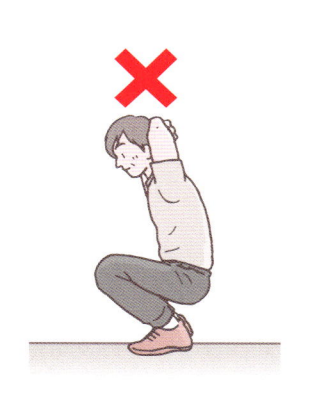

■8　ひざに負担のかかる動き
ひざを深く曲げるスクワットのような動きは，ひざで体重を支えるので厳禁。

《座って行う筋力トレーニング》　　　　　　　　　《水中で行う筋力トレーニング》

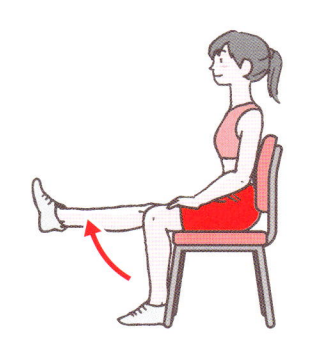

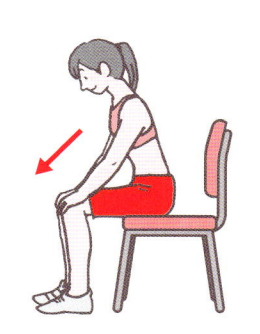

片足を上方に1,2,3で伸ばし，4,5で止めて6,7,8で戻す。ひざを伸ばすときに息を吐く。これをゆっくりしたテンポで10回繰り返す。

いすに浅く腰掛け，両手をひざの上におく。背すじを伸ばしたまま，上体を前方に傾けていき，ゆっくりと体重を両足にかける。

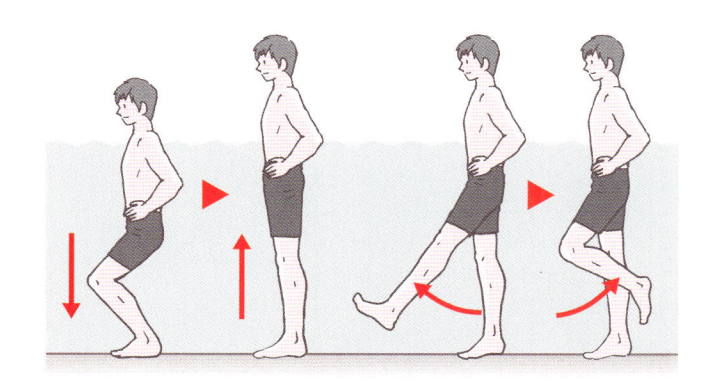

ひざの曲げ伸ばし繰り返す。軽いスクワットを行う。

片足立ちをして，もう片方の足で水の抵抗を感じながら前後にける。

■ 9　ひざを強化するさまざまな運動

《座って行う筋力トレーニング》　　　　　　　　　《水中で行う筋力トレーニング》

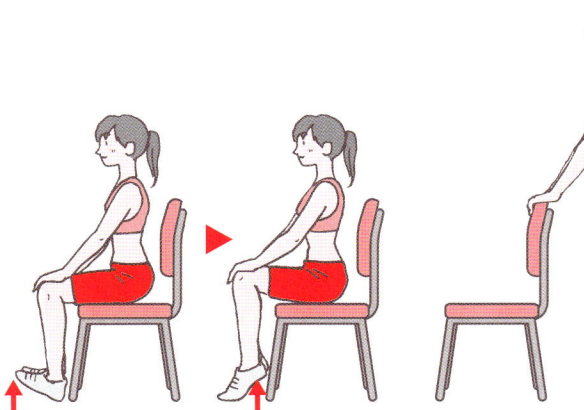

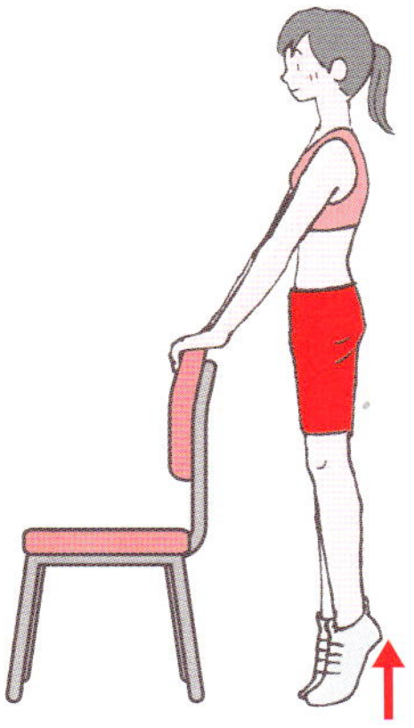

ひざに両手をつき，少し両足に体重をかける。かかとをつけてつま先を上げたり，つま先をつけてかかとを上げる運動を繰り返す。

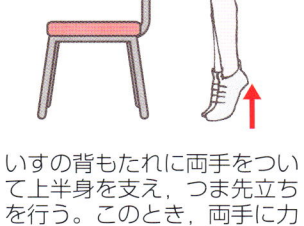

いすの背もたれに両手をついて上半身を支え，つま先立ちを行う。このとき，両手に力を入れて，つま先に加わる力を調節する。

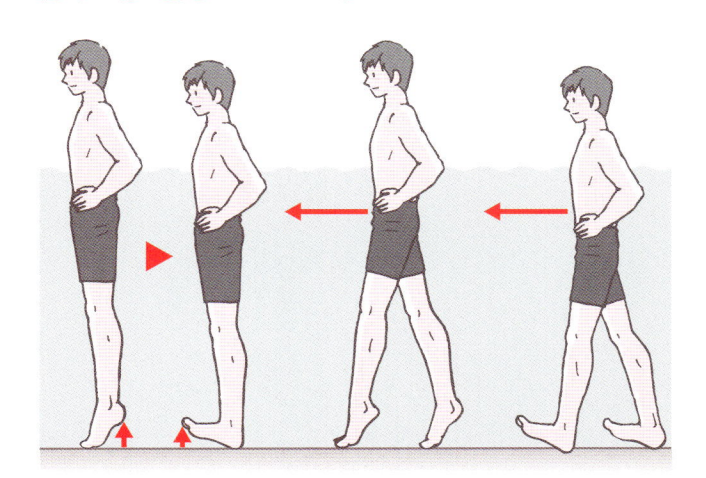

つま先立ち，かかと立ちを行う。いすのときと同じように，つま先やかかとを上げる運動を繰り返す。

つま先立ち，かかと立ちを行っても無理がないようであれば，つま先歩きやかかと歩きを行う。

■ 10　足首を強化するさまざまな運動

5 腰に痛みのある人

　腰痛と一言でいっても，その原因はさまざまです。背骨，背筋，靭帯，椎間板，そして神経など腰周辺の部位，どれを傷めても腰痛になってしまいます。たとえ傷めなくとも，筋肉の緊張が続いたり疲労していたりしていても腰痛を感じてしまいます。また，内臓の病気からくる腰痛もあります。とにかく，腰が痛いと，運動だけではなく，日常生活もままなりません。「今すぐ血圧や血糖値を下げたい」という人はそんなにいなくとも，「腰痛を一刻も早く消し去りたい」と切実に願う人は多いはずです。

　運動という面から考えると，腰痛になりやすかったり，腰痛を悪化させたりする主な動作は3つ考えられます。1つ目は腰がそった姿勢で運動すること。2つ目は前傾姿勢で運動したり，その姿勢を続けること。そして，3つ目は腰をひねる動作をすることです。上体を前傾させながら，あるいは重いものを持ったまま腰をひねるのは，ぎっくり腰などの原因となりますから，要注意。運動中だけではなく，普段の生活の中の動作においても気をつけてください。

　図11はよい姿勢と悪い姿勢を模式的に表したものです。この悪い姿勢のほうは「疲労姿勢」とよばれるもので，疲れたときになりがちな姿勢です。全身の筋力や背面の筋肉の柔軟性が低下している人は常にこの姿勢をとりがちになります。特に，腹筋，腸腰筋，大腿四頭筋の筋力低下，そして大殿筋やももの裏側の筋肉（ハムストリングス），脊柱起立筋などの柔軟性の低下が考えられるので，それを改善できるようなエクササイズを行ってください。

　また，腹筋はからだの前のほうから背骨を支える筋肉でもあります。前傾姿勢（前かがみの姿勢）をすると，腰椎や背筋には直立姿勢の3倍以上もの負担がかかってきます。図12のように上半身の重さを腕で支えればいいのですが，なんの支えもない状態で前かがみの姿勢（さらに重い荷物を持ちながらの前傾姿勢）をとることは，腰を傷める危険性が高いので避けたいものです。でも，どうしてもその姿勢をとらざるをえない場合には，図13のように腹筋に力を入れて，背骨を腹側から支えるようにしましょう。このときに生じる力を腹腔圧といい，これが脊柱や上半身を支え，腰の負担を軽くしてくれるのです。

《よい姿勢》　　　　　《悪い姿勢》

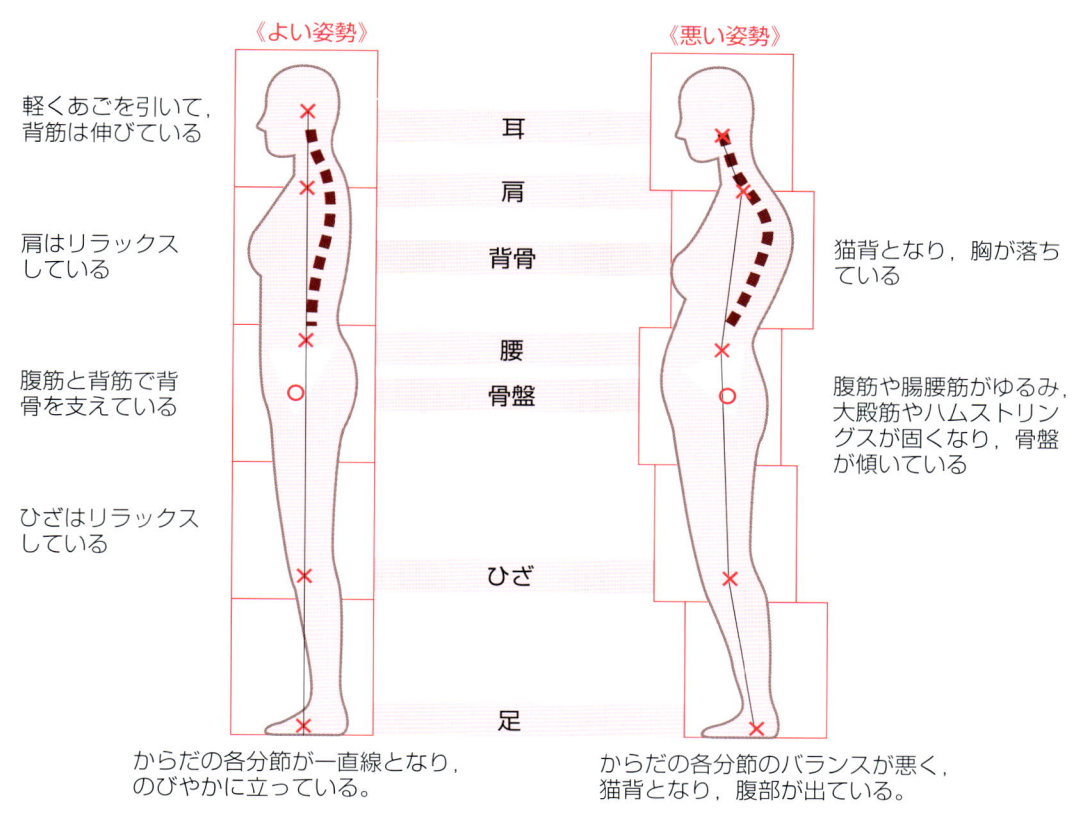

耳
肩
背骨
腰
骨盤
ひざ
足

軽くあごを引いて，背筋は伸びている

肩はリラックスしている

腹筋と背筋で背骨を支えている

ひざはリラックスしている

猫背となり，胸が落ちている

腹筋や腸腰筋がゆるみ，大殿筋やハムストリングスが固くなり，骨盤が傾いている

からだの各分節が一直線となり，のびやかに立っている。

からだの各分節のバランスが悪く，猫背となり，腹部が出ている。

■ 11　よい姿勢と悪い姿勢

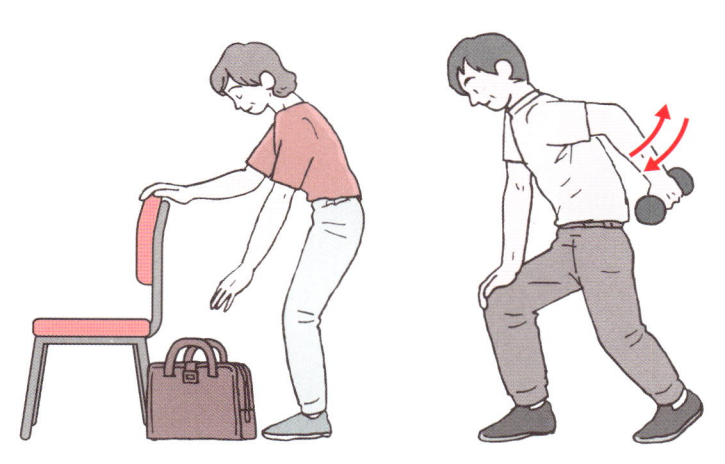

■ 12　前傾姿勢をとるときの注意点
前かがみになるときは，まわりのいすや机，または，ご自身のももに手を添えて上体の体重を支えましょう。ダンベル体操を行うときは，片手をももに添えて，腕を動かしましょう。

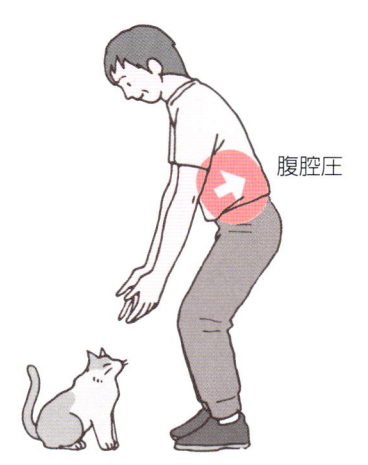

■ 13　前傾姿勢と腹腔圧のメカニズム
腹筋に力を入れると，腹腔圧が生じます。その圧力が背骨を支えるため，背筋の負担を減らすことができます。

腹腔圧

これらのことから，腹筋がいかに大切であるかおわかりになったことでしょう。腰痛の予防や改善には，背筋の強化も大切なのですが，腹筋を強化することがもっとも重要なのです。しかし，あお向けになって，上半身を起こす従来の腹筋運動は，すでに腹筋の強い人なら効果もあるのですが，腹筋のない人にとっては，のどや首の筋肉のほうが緊張して，腹筋まで力が入らなかったり，思わずりきんで血圧を上げてしまったりと，ただつらいだけの運動になりがちです。腰痛のある人なら，あお向けになること自体が苦痛に感じられることもあります。

それでは，どのような腹筋運動ならば，安全で効果を期待できるのでしょうか？ここでは腹筋を強化する運動方法を2種類，ご紹介します（図14）。

まず1つの運動は，両手，両ひざをついて四つんばいになり，おなかの力で背骨を押し上げるようにして腹筋をしめてじっと保ちます。疲れたらお尻をおろして少し休憩し，また四つんばいになって同じ動作を行い，数回繰り返します。

もう1つの運動は，いすに座って背中を背もたれにくっつけ，あるいは壁に背中をくっつけて立ち，腰のくびれた部分を腹筋の力で背もたれや壁に押しつける運動です。これも数回繰り返します。どちらの運動も必ず息を吐きながら腹筋をしめるようにすると，効果的で，血圧上昇も抑えられます。

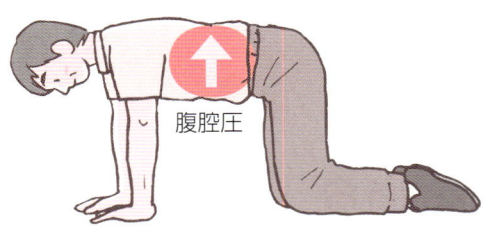

四つんばいになり，腹筋をしめて下から腰筋を押し上げていくように力を入れていく。

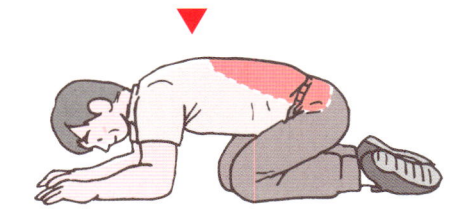

疲れたら，腰筋と背筋をストレッチングをしながら，休憩をとる。

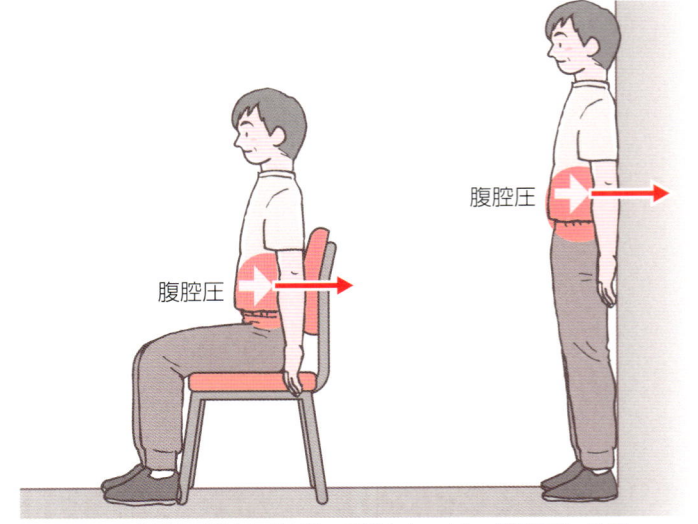

いすや壁に背筋を伸ばして背中をつけ，腹筋をしめて，腰のくびれた部分をいすの背もたれや壁に押しつける。

■ 14　安全な腹筋運動

背筋やももの裏側の筋肉（ハムストリングス）が緊張している場合も腰をそらす姿勢の原因となります。こんなときは，背筋とももの裏側の筋肉のストレッチングを行い，筋肉を伸ばしましょう。

　まず，背筋の主なストレッチングとしては，あお向けに寝転がって両ひざを抱える動作（図15）がありますが，あお向けになると腰が圧迫されて痛い人は，図16のようにひざをついてうずくまる姿勢になりましょう。ひざも痛い人は，横向きに寝てひざをかかえるか，いすに座って腰を折り曲げるかしてください（図17）。いずれの運動も息を吐きながら，腰の筋肉をゆるめていくつもりで行いましょう。

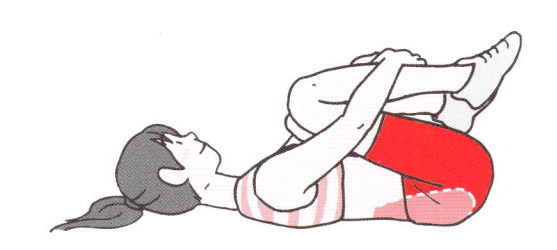

あお向けになり，お尻を持ち上げて，ひざをかかえ，腰の筋肉と背筋を伸ばす。

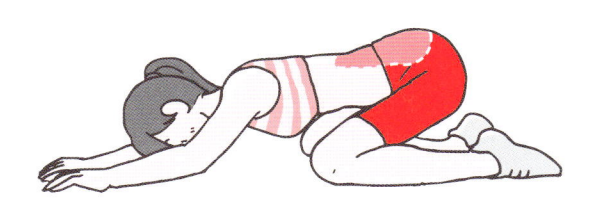

ひざをついてうずくまり，顔を床に近づけていき，腰の筋肉と背筋を伸ばす。

■ 15　背筋のストレッチング

■ 16　腰痛のある人の安全な背筋のストレッチング

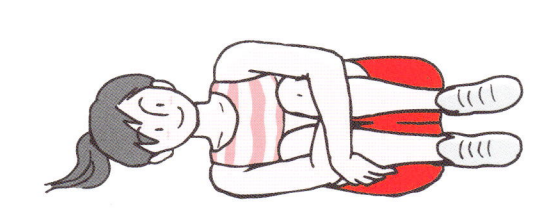

横向きの姿勢をとり，ひざを抱えて，腰の筋肉と背筋を伸ばす。

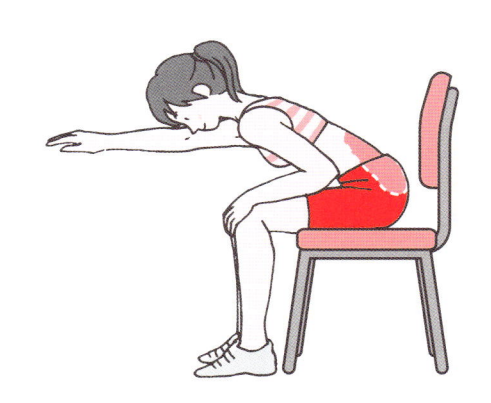

片手をももに置き，腕を伸ばしながら，腰の筋肉と背筋を伸ばす。

■ 17　ひざの痛い人の安全な背筋のストレッチング

ももの裏側は，図18のように足を前に伸ばして座り，からだを前に傾けるストレッチングが一般的ですが，からだの固い人は，背中が曲がってしまって，効果的にできません。そういうときは，図19のようにいすに座り，片足を前に伸ばし，上体を前傾させます。腰を保護するために，両手はももに添えて，上体の体重を支えます。背すじは伸ばしながら行うのが効果的でよい方法です。血圧などを配慮して，頭は下げすぎず，呼吸は止めないようにしてください。また，階段の段差を使った方法でも，同様の効果が得られます。なお，腰を痛めたばかりの急性期の方や，医師に運動を止められている方は，医師の許可がでるまで，安静にしておきましょう。

　日ごろから猫背（円背）になったり，腰をそったりと，不自然な姿勢にならないよう，よい姿勢を保っておくのも，腰痛予防対策の効果的な方法です。

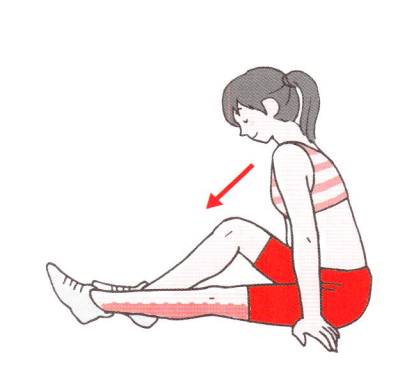

片ひざを少し曲げて床に座り，両手を床に置いておく。背すじを伸ばし，ゆっくりと上体を傾け，ももの裏側の筋肉を伸ばす。

■ 18　ももの裏側の筋肉のストレッチング

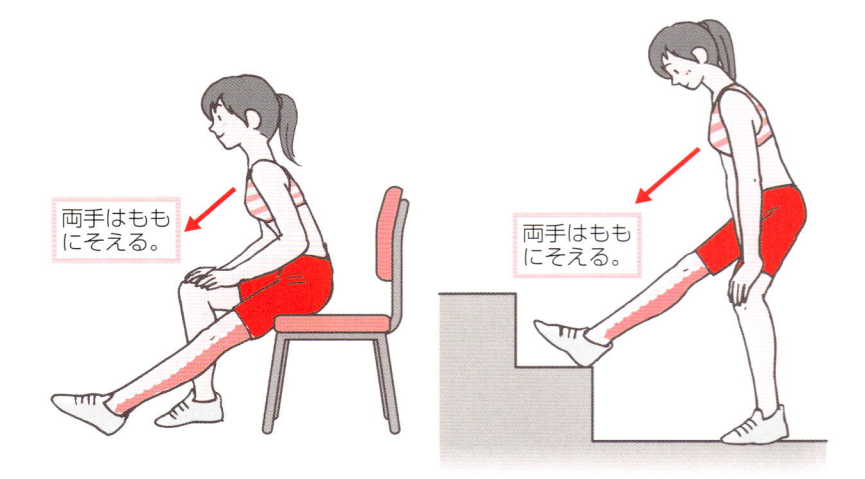

いすに座ったり，階段の上段に足を置き，伸ばした足のももの裏側の筋肉を伸ばす。両手はストレッチングをしない方の足にのせ，上体を倒したときに，体重がかかりすぎないように支える。

■ 19　からだが固い人のももの裏側の筋肉のストレッチング

6　肩に痛みのある人

　運動中でも日常生活においてでも，肩が痛いと，腕の動きが不自由になったり，それでもつい動かしてしまって痛みが走ってつらかったりと困りものです。

　肩はからだの中でいちばんよく動く部分です。それだけにたくさんの種類の筋肉がいろいろな方向からいろいろなつき方をしています。その中の一部の筋肉を痛めてしまっても腕を動かすたびに痛みを感じてしまい，ほかの筋肉まで動かさなくなってしまいます。そうなると，肩周辺の筋肉が固くなって，ますます可動域が狭くなります。

そうならないようにするためには，図20のように動かせるところはストレッチングをしながら，動かすことです。お風呂の中などで，筋肉が温まった状態でストレッチングするのは，とても効果的です。お湯につかっていれば，浮力で腕も動きやすくなります。同様に，プールで歩きながら腕を動かすのもいいでしょう。特に肩甲骨の周りの筋肉はよく動かすようにしてください。

　また，肩を痛めやすい動作は，腕を頻繁に上げる動作です。肩甲骨から上腕骨に向かってついている棘上筋という筋肉が肩関節に何度もはさまるうちに炎症を起こし，痛みを生じます。これは，「インピンジメント症候群」とよばれるもので，水泳や野球のピッチングなどで使いすぎたときにも起こります。運動の後，痛みを感じるようでしたら，氷を肩に当てて炎症を抑えるようにしてください。もちろん整形外科の医師のアドバイスを受けましょう。

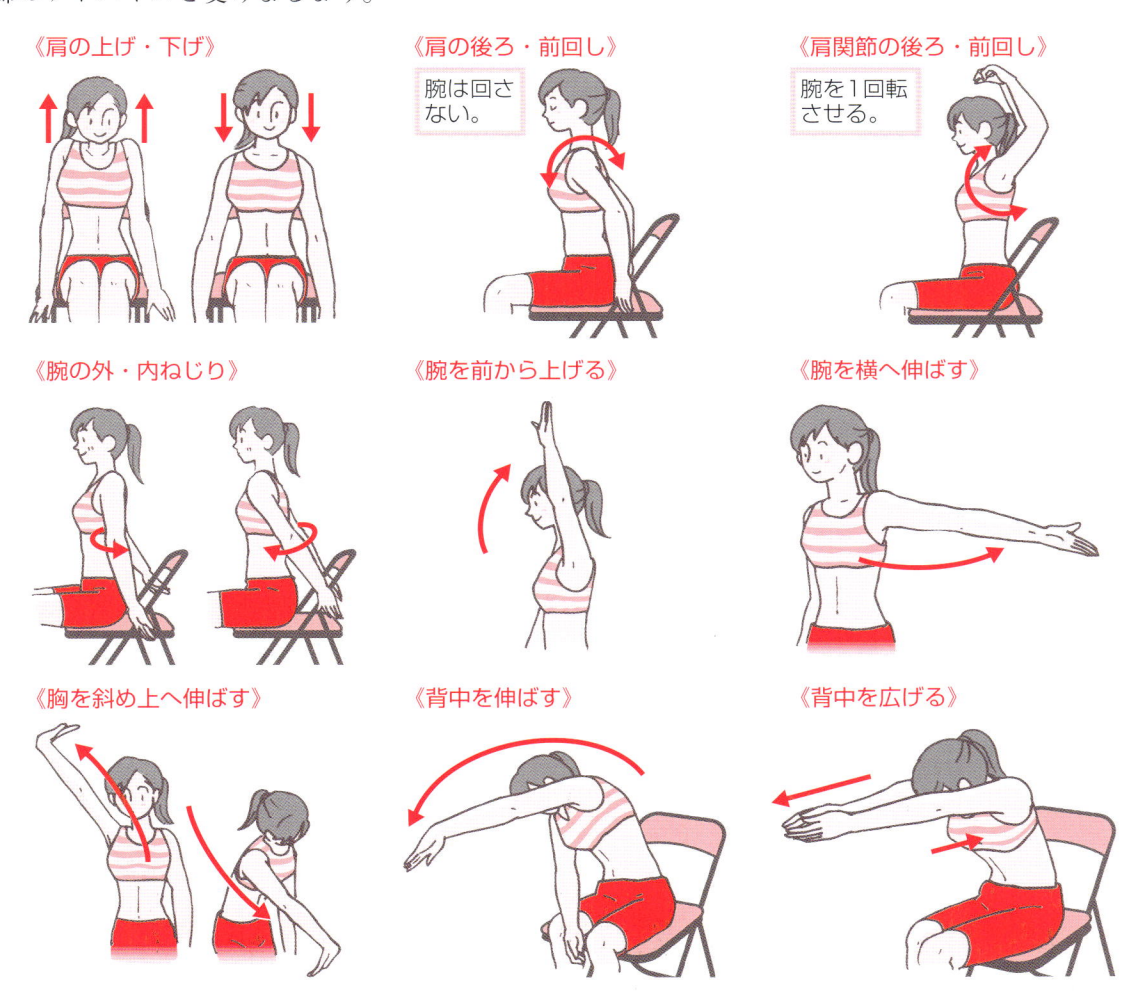

■ 20　肩周辺の筋肉のダイナミックストレッチング

7 骨粗しょう症の人

「骨粗しょう症」という言葉は，最近では広く知られるようになってきました。骨のカルシウムの量が減ってゆき，骨がもろく，折れやすくなってゆく症状です。カルシウムの摂取量や女性ホルモンの分泌も関係していますが，運動もかなり大きく関係しているのです。食事で摂取したカルシウムを骨に定着させるためには，運動や体重などによる骨への刺激が必要不可欠です。また，運動によって骨への血液の流れをさかんにすることも骨を強くするために大切なことです。

骨粗しょう症を予防するためには，いろいろな運動をしていただいていいのですが，すでに骨粗しょう症になってしまった人は，せっかく運動をしても骨折してしまう可能性があるので，注意しながら行わなければなりません。

手近な運動といえば，やはりウォーキング。自分の体重が背骨や骨盤，大腿骨，脛骨などにかかりますので，効果的です。ただし，転ぶなどして骨折することもあるので，注意しながら歩くようにしてください。水中歩行も骨粗しょう症の人にとっては，安全でいい運動になります。浮力で，重力がかかりにくいということはありますが，水の抵抗が適度な筋力トレーニングとなるので，骨にはよい刺激となります。でも，プールサイドですべって転ばないようにご注意ください。

手首を骨折する場合も多いので，それを予防する図21のような腕に負荷のかかるような運動，例えば軽い負荷でのダンベル体操や腕立て伏せなどもいいでしょう。腕立て伏せはひざをついて行っても結構です。血圧の高い人は，立った姿勢で両手を壁につき，ひじを曲げ伸ばしするほうが安全です。ご自分にあった運動強度で無理なく行いましょう。

すでに骨量が低下してきている人は，運動中に骨折しないように，運動を選ばなければなりません。テニスやバドミントン，バレーボールなどの転びやすいスポーツや，柔道や相撲などの人とぶつかり合う運動も危険です。柔軟体操のようなものでも，腰をひねったり，腕で上体を支えずに前傾姿勢をとったり，首や腰をそらしたり，首でからだを支えたりするような動作は，特に気をつけてください（図22）。

骨折の予防としては，骨を強くすることだけはなく，転ばないようにすることも重要です。転倒の原因はバランス感覚の低下，筋力の衰え，そして柔軟性の低下などがあげられます。体力要素の中で，もっとも老化しやすいのは，バランス感覚。これを鍛える運動としては，あとの項目でご紹介するボールエクササイズや水中歩行などがいいでしょう。

《ダンベル体操》

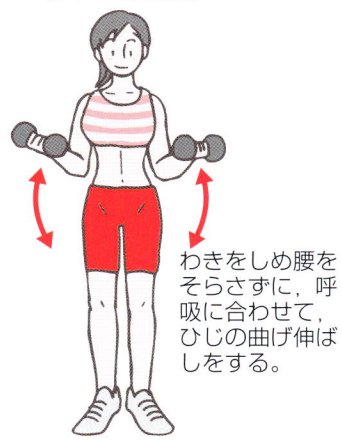

わきをしめ腰をそらさずに，呼吸に合わせて，ひじの曲げ伸ばしをする。

《腕立て伏せ》

両ひざをついて腰をそらさずに，ゆっくりとひじの曲げ伸ばしをする。血圧が高い人は，壁を使って行う。

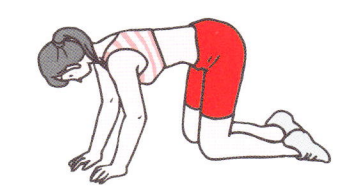

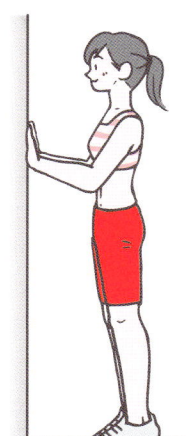

■ 21　安全な腕の運動

《前傾姿勢で腰をひねる》

《支えのない前屈・首や腰をそらす》

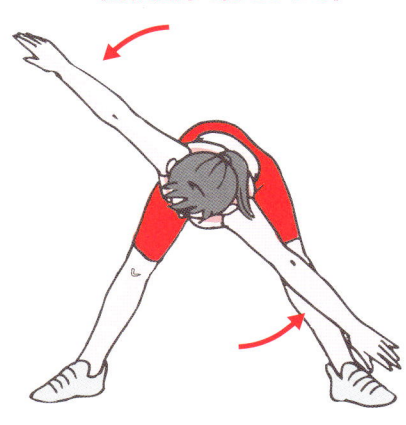

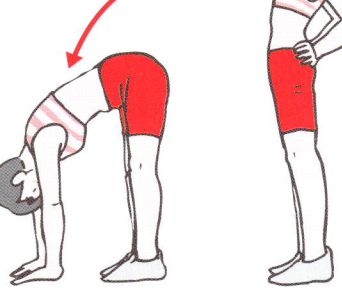

《首に体重をのせる》

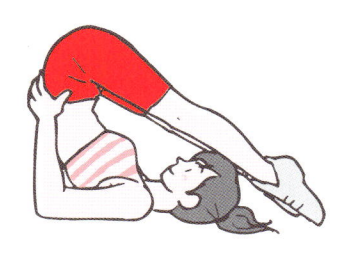

《首や腰をそらす》

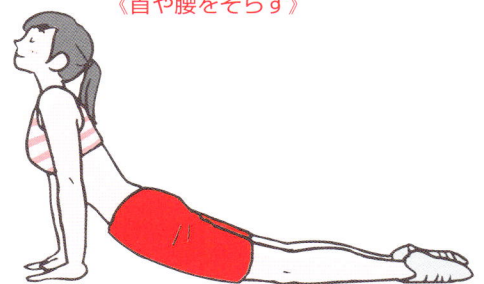

■ 22　骨粗しょう症の人はこんな動作が危険

骨粗しょう症の人に限らず，腰痛をもつ人，血圧が高い人は，このような動作を行わないように気をつけましょう。特に，頭の位置が大きく動く運動は，血圧の高い人にとって，大変危険な動作となります。

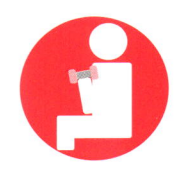

種目別「持病があってもできる運動」

1 ウォーキング

　「歩く」という動作は，人間のもっとも特徴的で自然で基本的な動作です。ですから，誰でも歩くことはできるし，いくつになっても歩けなければなりません。この動作を用いて，健康づくりのための運動（フィットネス）という概念で考案されたのが「ウォーキングエクササイズ」なのです。

　生活習慣病の人には，軽いウォーキングは「有酸素運動（エアロビクス）」の種目としておすすめできます。エアロビクスは，血圧や血糖値，血中脂質をよい状態にコントロールしたり，血液循環を改善したり，肥満を予防したり，疲れにくくなったりといろいろな効果をもたらす運動なのです。

　それよりもきつくなると，「無酸素運動（アネロビクス）」といって，血圧を上昇させたり，心臓や呼吸器に負担をかけたり，血糖値を上げたりと，逆に病状を悪化させ，身体的に大きなストレスとなってしまいます。

　運動強度，つまり運動のきつさは，だいたい歩く速度に比例します。また，坂道のほうが平坦な道よりきついということも，今までの体験からおわかりのことでしょう。

　それでは，ちょうどいい速度は？　というと，1人ひとりの体力（主に最大酸素摂取量，つまり全身持久力）に違いがありますので，「誰でも分速何メートルで歩きましょう」というようには決められません。個人の体力，その日の体調によって変わるのです。この指標となるのが「自覚的運動強度」（59ページ，表8）。簡単にいえば，「自分ではどんなきつさに感じられるか」ということです。生活習慣病を予防したり改善するためのウォーキングの目安としては，「きつい」と感じない程度の，普段よりやや速めだけれども，快活に，楽しく，余裕をもって歩けるくらいの速さがちょうどいいでしょう。

　適度なペースを守って歩けば安全なのですが，さらに表23のようなことに注意して歩くと，よりよいウォーキングエクササイズとなります。

　ウォーキングを長続きさせるコツは，風景や四季の移り変わりを楽しむことです。ときにはポケットに小型カメラを入れておくとか，ベンチで休憩しながら美味しいお茶を飲むなどのゆとりのあるウォーキングをしてみましょう。友達とおしゃべりしながら歩くのもよし。1人で気ままに歩くのもよし。そうしているうちに，あなたの健康寿命は延びているのです。

- **歩く時間**
  1日の合計時間30分以上
  慣れないうちは短くてもよい。
- **歩く時間帯**
  糖尿病・高血圧以外の人はいつでもよい。
  糖尿病の人は86ページの項目を参考とし，高血圧の人は早朝の運動をひかえる。
- **歩く頻度**
  週3〜5日（疲れなければ，毎日でもよい）
- **歩くコース**
  急な坂や階段のない平坦な道
  自宅を中心とした円を描くようなコース
  （疲れたらすぐ戻れる距離）
- **持ち物**
  緊急連絡先や通院している病院，常用している薬，血液型などを書いたメモ
  小銭，携帯電話
- **服装**
  汗をかいてもすぐ乾く下着やシャツ，帽子，手袋
  靴底が滑らず，衝撃吸収性が高く，履き心地のよい運動靴
  清潔な厚手のスポーツ用の靴下
- **体力がついてきたら**
  歩く速度を上げるよりも，距離や時間を伸ばす。徐々に歩幅を大きくし，速度を速くしていく（120歩/分程度）。
- **その他**
  登山やトレッキングなどはウォーキングエクササイズよりも身体的にも，環境的にもきついので，主治医の許可が必要。
  ウォーミングアップ（準備運動），クーリングダウン（整理運動）を必ず行う。
  寒さ，暑さに注意する（冬の薄着，夏のサウナスーツは危険）。
  水分の補給を必ず行う。
- **ウォーキングが適さない人**
  ひざや足首，股関節，腰などの痛みがある人。医師から運動を禁止されている人。

《正しいフォーム》

あごを引いて背すじはピーンと伸ばす。
歩幅は無理のない程度にやや大きく，やや早足に歩く。
ひじは少し曲げ，ひざは伸ばしてリズミカルに歩く。
直線上を歩く感覚で，かかとから着地する。

■ 23　ウォーキング，外出する運動で注意すること

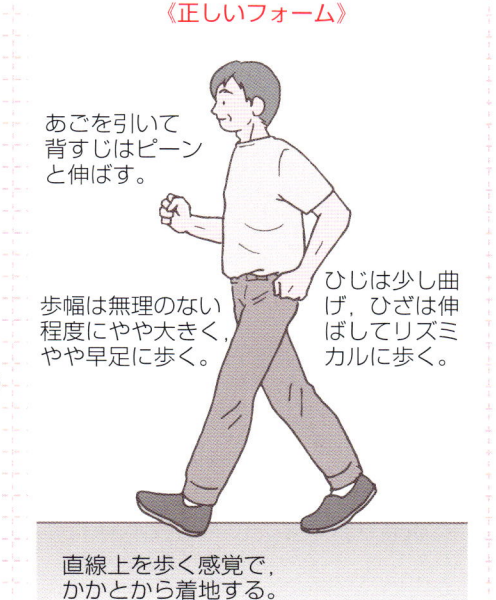

2 水中運動（水中歩行・アクアエクササイズなど）

　ひざや腰などが痛い人や，体重の重い人などにとって，水の中は，楽に動ける環境です。今，プールのある施設で行われている水中運動は，陸上での運動と同じくらい，たくさんの種類の運動があります。歩いたり，泳いだり，エアロビクスをしたり，ゲームをしたり，ダンスをしたり，浮遊具（ビート板やヌードルなど）を用いてトレーニングしたり……，ご自分の体力や好みに合わせて選んでください。

　水の中という特殊な環境は，いろいろな効果をもたらします。浮力の関係で，足腰にかかる体重が軽くなるので，運動中の関節や筋肉の痛みが軽減され，関節の可動域も広がり，のびのびと楽しく動くことができます（浮力は水深が深いほど大きくなります）。さらに，浮力と水圧は血液循環をよくするので，心臓の負担を軽くし，血圧も陸上よりは低くなります。血圧を上げてはいけない人にとっては，望ましい運動環境といえるでしょう。ただし，水温が低いと，逆に血圧上昇につながりますので，適度な水温のプールで行いましょう。

　水中で動く場合，どのように動いても水が抵抗となります。これを利用した筋力トレーニングもいろいろと考えられます。骨にも適度に負荷が加わりますから，骨粗しょう症の予防にもなります。筋肉も骨も安全に鍛えることができるのです。

　図24のように，水中での歩き方はいろいろあります。前向きに歩く場合は腹筋をしめ，やや前傾姿勢を保ちながら歩きます。おなかを突き出して腰をそらしながら歩くと，腰を痛めてしまいますので，気をつけてください。腕を使って前から後ろへ水をかくようにしながら歩くと，背中の筋肉の強化にもなります。両手を腰にあてて，水の抵抗を大きくすると，脚の負荷が大きくなり，筋肉の強化が期待できます。いろいろな腕の動きを組み合わせると飽きずに歩き続けられるので，ぜひお試しください。このほかにも，後ろ向きや横向きに歩くのもいいでしょう。横歩きは，股関節を保護してくれる中殿筋や小殿筋が強くなります。

　しかし，水の事故もまったくないとはいえません。水中運動での注意点は表25のとおりです。

　最近では，杖をついてでも，あるいは車いすでもプールサイドまで入れるようになっている施設も多くなっています。水着も袖つきのものや，ももまでの丈のもの，丈の長いセパレーツ型など，体型がカバーできるものもたくさんあります。どうぞ気兼ねなく，水中運動を楽しんでください。

《前歩き》

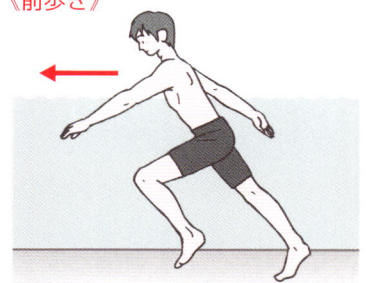

腰をそらさずに，やや前傾姿勢を保ちながら歩く。

《いろいろな腕の動き》

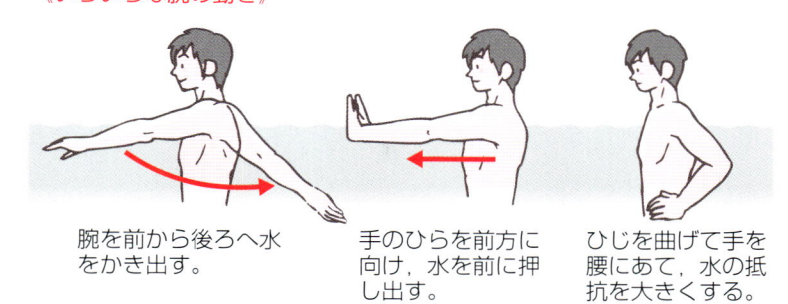

腕を前から後ろへ水をかき出す。

手のひらを前方に向け，水を前に押し出す。

ひじを曲げて手を腰にあて，水の抵抗を大きくする。

《後ろ歩き》

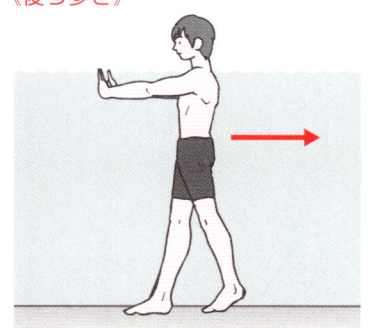

後方に障害物がないか確認し，腰がそらないようにゆっくりと歩く。

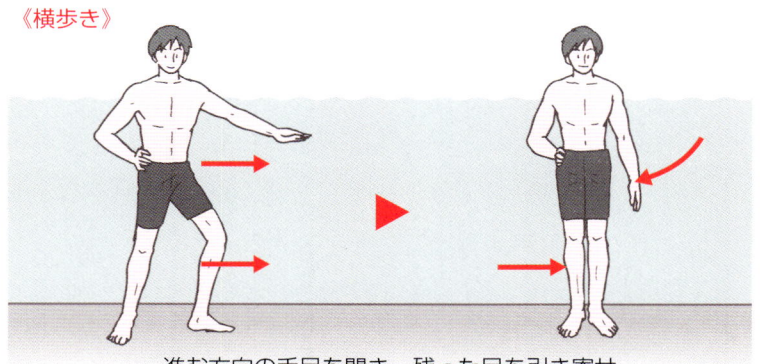

《横歩き》

進む方向の手足を開き，残った足を引き寄せ，からだ全体を移動させる。

■ 24　さまざまな水中歩行・アクアエクササイズ

・水温，気温に注意する。
　　からだはいったん冷えるとなかなか温まらない。
　　体温を保温する水着を着用する。
　　水から上がったら，すぐにタオルでからだをふく。
・プールサイドやプールの中で足をすべらせない。
　　プール専用のシューズを着用する。
・血圧の高い人は息こらえ厳禁。
・腰を傷めている人は症状を悪化させないように，医師と指導者に相談する。
・水分補給，ウォーミングアップ・クーリングダウンを忘れずに。

■ 25　水中運動で注意すること

3 固定式自転車，トレッドミル，ステップマシンなど

　スポーツクラブなどのトレーニングジムにあるマシンは，筋力トレーニング系とエアロビクス（有酸素運動）系とに大別されます。固定式自転車（自転車エルゴメーター）をはじめとして，トレッドミル（ランニングマシン）やステップマシン（階段のぼりマシン）などは全身持久力を向上させるエアロビクス系マシンとなります（図26）。

　これらは，簡単な操作で運動強度（きつさ）を調節することができますので，体力のない人からスポーツ選手クラスまで，その人の体力に合った運動を行えます。ほとんどのマシンはコンピューターがついており，運動中の脈拍や，エネルギー消費量なども表示されます。血圧や血糖値が高く，運動強度をあまり上げられない人にとっては，コントロールしやすいマシンだといえます。この中でも固定式自転車は，サドルに腰掛けてペダルをこぐので，全体重がひざにかかるとつらい人でも，ひざに負担のかからない範囲で安全に運動することができます。

　ただし，これらは機械ですので，正しい状態で作動している限りは安全ですが，脈拍がうまくとれていないと，どんどん負荷が大きくなったりすることもあります。機械にすべてをまかせてしまわず，自分にとって，適度な運動はどれくらいに感じられるのかを知っておくことも大切です。

　なお，運動の時間や頻度については，ウォーキングの項目（100ページ）をご参照ください。

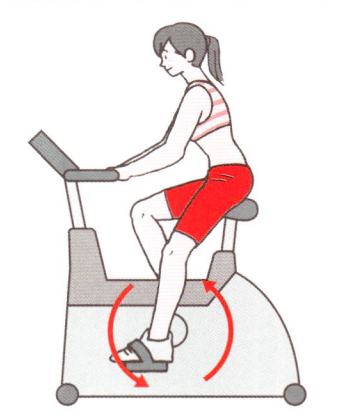

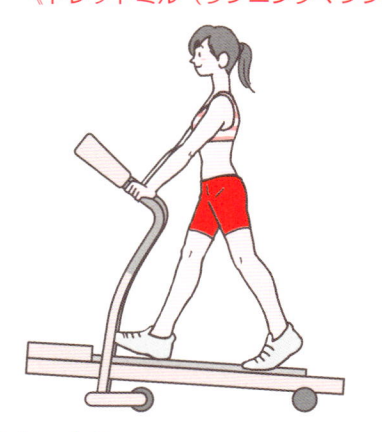

《固定式自転車（自転車エルゴメーター）》　　《トレッドミル（ランニングマシン）》　　《ステップマシン》

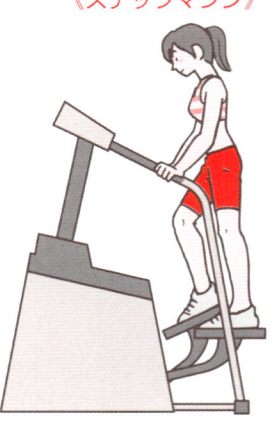

■26　スポーツジムにあるさまざまなマシン

4 エアロビックダンス，ステップ・チェア・ボールエクササイズなど

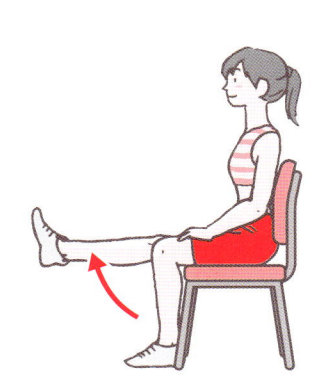

　最近，スポーツクラブでは，スタジオなどで行われている有酸素運動系のエクササイズの種類が豊富になってきました。エアロビックダンスといえども，今は強度の低いのが主流（なかには従来の飛んだり跳ねたりという激しいものもありますが）になっていて，血圧や心臓への負担，足への衝撃も少なくなるように配慮されています。これは，スポーツクラブへ通う中高齢者が増えてきたことによって，スポーツクラブのプログラムも変わってきているためです。

　エアロビックダンスの中には，演歌や流行歌を使ったもの，フラダンスなどをアレンジしたもの，太極拳やヨガ，青竹踏みなどを取り入れたものなど，強度をあまり上げずに楽しめるものもたくさんあります。また，踏み台昇降運動をアレンジしたステップエクササイズ，いすに座って，ひざや足首へ負担をかけずに全身運動のできるチェアエクササイズ，大きなボールに腰掛けたり，もたれたりしながらバランス感覚も鍛え，今，話題の転倒予防にも効果が期待されているボールエクササイズなど，道具を使ってのクラスもたくさんあります（図27）。

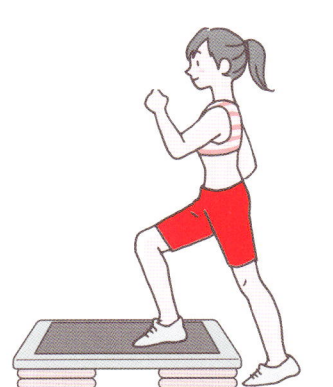

　詳しいレッスン内容や，どのクラスなら自分に合っているかなどは，遠慮なくスタッフ（健康運動指導士や健康運動実践指導者などの資格をもった人もいます）に相談してみましょう。また，これらの運動のビデオなども市販されていますので，ご家庭でもできますが，その場合には必ず主治医のアドバイスを受けましょう。

《ステップエクササイズ》　《チェアエクササイズ》　《ボールエクササイズ》

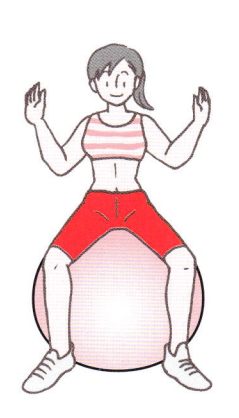

■27　道具を使った新しいエクササイズ

5 ストレッチング

　昔，柔軟体操と称して，弾みをつけた体操が一般的に行われていました。「柔軟性がある」とは，「関節の動く範囲（関節可動域）が大きい」ということで筋肉・腱・靭帯などの柔らかさに関係します（当然のことながら，骨が柔らかくなることではありません）。「柔軟性」を向上させるのが目的ならば，実は，弾みをつけた運動よりは10秒以上じっとしたストレッチングのほうが効果的だと提唱したのはボブ・アンダーソンという人。それ以来，じっとしたストレッチング，つまりスタティック（静的）ストレッチングが，一般的に「ストレッチング」と呼ばれるようになりました。

　関節可動域を広げるということは，どんな人にも重要なことです。特に，体力のない人や，病気などであまり運動ができない人にとっては，関節がスムーズに大きく動くということは，筋力がなくても動きを楽にしてくれます（図28）。

　ただ，スタティック（静的）ストレッチングにも，若干の問題があります。じっと静止し続けると，呼吸が止まりがちになります。なかには，がんばりすぎてりきんでしまう人もいるでしょう。そうなると血圧が急上昇してしまいます。また，ストレッチングのときの動作でも，腕を上げ続けたり，頭を心臓の位置よりも下げ続けても血圧が上がったり，頭への血流が急激に増えたりして危険なこともあります。

　腰やひざ，首などへの配慮も大切です。ひざを曲げすぎたり，腰をそらしたりするような動作，首を後ろに倒したり，首でからだを支える動作など，若い人や日ごろからからだを鍛えているスポーツ選手ならば，多少は大丈夫な運動でも，一般の人，特に骨粗しょう症の人や腰痛・膝痛のある人は症状を悪化させることがあります。そのような場合，からだの位置を変えたり，図29のようにいすに座ったりすることで，安全なストレッチングにかえることができます。

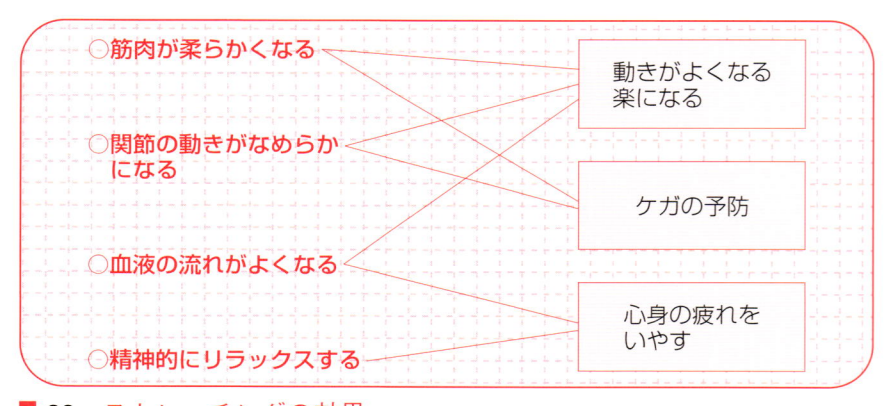

- ○筋肉が柔らかくなる
- ○関節の動きがなめらかになる
- ○血液の流れがよくなる
- ○精神的にリラックスする

→ 動きがよくなる 楽になる
→ ケガの予防
→ 心身の疲れをいやす

■28　ストレッチングの効果

また，最近は，ゆっくりと動きながら関節をほぐすような「ダイナミックストレッチング」なども増えてきました。これは弾みをつけるほどのきついものではないので，筋肉や関節への負担や衝撃は弱いのです。しかも，息をこらえずに運動でき，リズミカルな動きなので静脈還流（心臓へ戻される静脈の流れ）が促されて血液の流れもよくなり，血圧の上昇も抑えられ，心臓への負担も軽減します。体力のない人ならば，まず，このダイナミックストレッチングでからだを動かす効果や筋肉をほぐす心地よさを味わうといいでしょう。

　効果的に行うためには，筋肉が伸びやすい状態，つまり，筋肉が温まったところでストレッチングするのがおすすめです。お風呂上り，あるいは軽く散歩などをして，筋肉の温度が上がったときがいいでしょう。時間帯や頻度は特別にこだわることはありません。毎日やっていただいても結構です。運動の前後や，仕事で疲れたとき，あるいは夜眠れないときも，身体をほぐすことで心もほぐれ，心身のリラックス効果が得られます。とにかく長続きさせて，あなたの新しい生活習慣にしてしまいましょう。

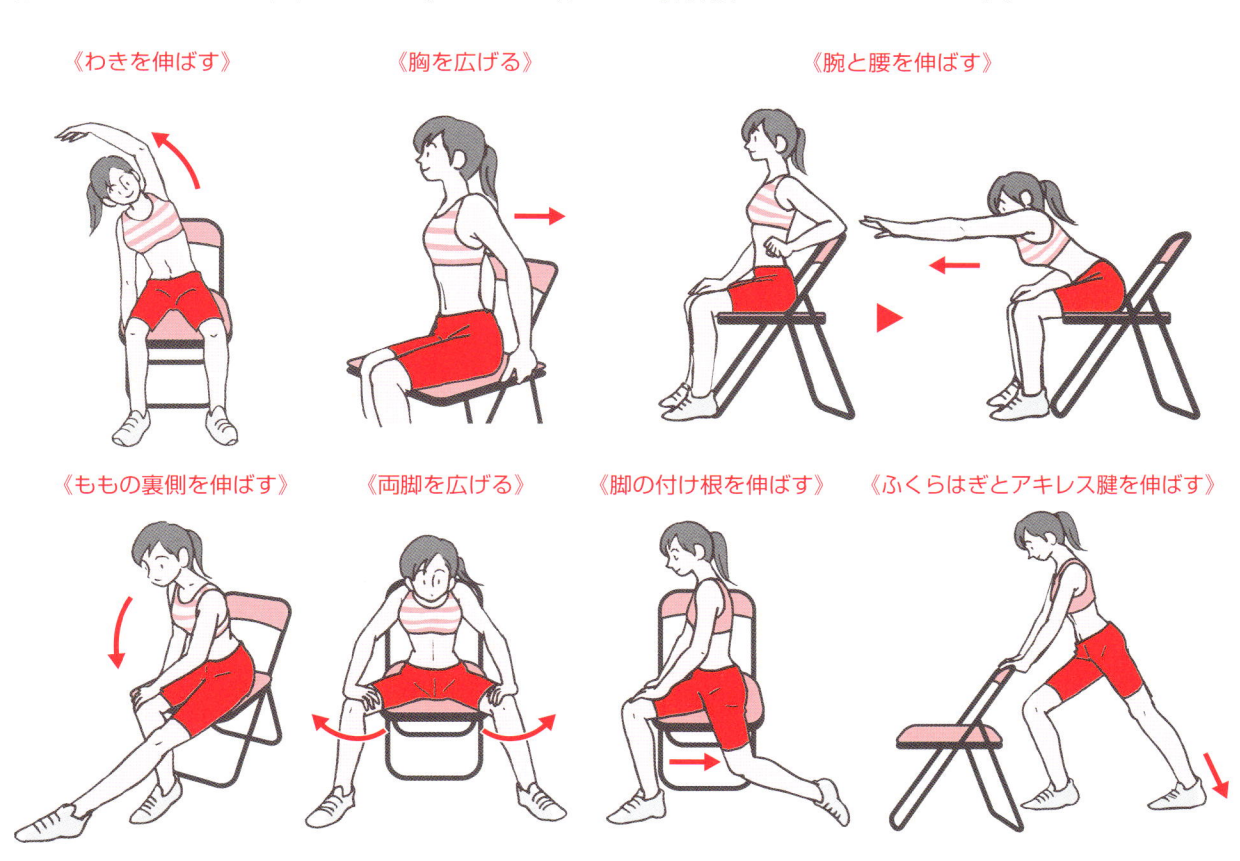

《わきを伸ばす》　《胸を広げる》　《腕と腰を伸ばす》

《ももの裏側を伸ばす》　《両脚を広げる》　《脚の付け根を伸ばす》　《ふくらはぎとアキレス腱を伸ばす》

■29　いすに座って行うストレッチング

6 軽い筋力トレーニング（レジスタンストレーニング）

　筋肉は使わなければ，筋線維がどんどんやせて，筋肉自体が細くなっていきます。もちろん，筋力も共に衰えていきます。これから運動を開始しようとしても，からだを動かすための肝心の筋力が衰えていては，思うように動けません。例えば，ほんの数分動くだけでも疲れてしまったり，筋肉や関節に痛みを感じてしまうことになってしまいます。

　それだけではありません。筋肉はエネルギーをたくさん消費するところです。運動しているときはもちろんのこと，安静にしているときも，筋肉の量（筋量）が多い人は少ない人と比べてたくさんのエネルギーを消費しているのです。筋量を増やす，あるいは維持することは，肥満の予防などの生活習慣病の改善においても，大切なことなのです。

　また，筋肉が動き，エネルギーを消費することによって，筋肉への糖の取りこみがよくなります。筋量をしっかりと維持し，楽に，疲れずに運動することができるようになれば，自然と日ごろの運動量も増え，多くの筋肉が糖を取りこむことになるのです。血中の糖が少なくなると，インスリンを分泌するすい臓の負担が軽くなり，糖尿病の改善につながります。

　最近では，骨粗しょう症の予防や，転倒予防のためにも筋力を鍛えることが推奨されています。筋力トレーニングによる骨への刺激が骨を強くし，筋力をつけることで，転倒しそうになってもバランスを保ったり，ふんばったりできるようになります。車いす生活や寝たきり生活にならないための，大切な運動なのです。

　このように，レジスタンス（抵抗・負荷）トレーニング，つまり筋力トレーニングの大きな目的は2つ。筋量を増やすことと，筋力を向上させることです。高齢になると，トレーニングをしても筋量は増えにくくなりますが，筋力が向上することは可能です。その理由は，筋力には神経の活動が関係するからです。筋力トレーニングを繰り返し行うことにより，それまで活動していなかった運動神経もはたらき始め，実際にはたらく筋線維の数が増えるからです。運動会の「綱引き」競技にたとえるならば，10人組なのに本当は5人しか力を出していないチームが，いつしか7人で引っ張れるようになったということです。

　ただ，レジスタンストレーニングは正しく行わなければ，血圧や血糖値を急激に高めて，重大な事故を起こす危険性があります。ですから，表30の注意点をよく守るようにしてください（医師の許可やアドバイスにも，まじめにしたがってください）。

筋力トレーニングは，筋疲労を回復させるのに時間がかかりますので，1日おきか，2日おきぐらいに行うようにしてください。運動してから1～2日してから筋肉痛が起こることがありますが，これは「遅発性筋肉痛」という症状で，心配することはありませんが，痛くて動きづらい場合は回復してからトレーニングを再開しても結構です。ただし，運動中や直後に筋肉や関節，骨などが痛む場合，あるいは腫れたり，熱をもったりする場合には，すぐに氷などで冷やし，痛いところを動かさないようにして，必ず医師の診察を受けましょう。

　筋力トレーニングのプログラムは，スポーツクラブなどの運動指導スタッフと主治医の両方に相談してください。あなたのからだを守ってくれる筋肉は，決してお金を出しても買えるものではなく，自分の努力でつくり上げていくものなのです。

---

①主な注意点
- 負荷の大きさ（ダンベルの重さやチューブの強度）は15～20回ぐらい繰り返せるぐらいの軽いものを選ぶ。
- りきまない。
- 肩より上に腕を上げ続けるトレーニングは血圧を上げやすいので，長時間行わない。
- ダンベルやチューブなどの道具は力いっぱい握りしめすぎない。
- 何kg挙げられるかということにこだわったり，競ったりせず，正しいフォームでできることに意義を感じましょう。

②腰や関節を痛めないための注意点
- 腹筋をしめて，腰がそらないようにする。
- 上体を前に傾けるときには，何かでからだを支えておく。
- 関節に衝撃を与えないように弾みをつけず，ゆっくりとスムーズに動く。
- 最初から負荷の大きいものでは行わない。

③効果的に行うためのポイント
- どの筋肉を鍛えているのかを意識して感じながら行う。
- 鏡を見ながら，正しく動けているかを確認する。
- 筋肉が疲れてフォームが崩れてきたら，それ以上繰り返さない。

■ 30　レジスタンストレーニングの注意点とポイント

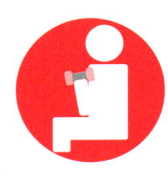

運動の賢い選び方と持続させるコツ

1 運動の種類と注意点

①ヨガ・太極拳・気功・ピラティスなどのボディーワーク

　これらは運動や呼吸法，瞑想などによって，健全な健康状態，精神状態を維持させていくものです。一見，動きがゆっくりなので，楽な運動のように見えますが，実際に行ってみると，そのコントロールの難しさや，からだを支えるための強い筋力，柔軟な関節が必要なことがわかってくるでしょう。呼吸もいいかげんにすると血圧を上げることになりかねませんので，指導者の指示を守るようにしてください。

②テニスやバドミントン，卓球などのラケットスポーツ

　これらはやり方次第で，運動強度が変わります。ゲームではあまり勝敗にこだわらず，ラリーを続けることを楽しみながら行いましょう。ときには突発的に無理な姿勢になることがあるので，ウォーミングアップを念入りに行っておきましょう。ひざや腰が痛む人は悪化させる危険性があるので，指導者の指示にしたがってください。

③登山やトレッキング

　ウォーキングと動作には違いはないのですが，歩く場所や環境によって，安全性はかわります。まず，足元はかなり不安定ですべりやすく，もちろん傾斜もきついですから，ふらついたり，ひざを痛めたりする危険性は高くなります。また，高地になると気圧が低くなり，酸素も少なくなってきます。そのような環境のもとで，さらに酸素を多く必要とする運動をするのですから，高山病にならないような対策が必要です。気温の変化も身体的には過酷な条件となります。冬場は下着が汗でぬれたままにしておくと，体温が急激に下がります。当然のことながら，血圧は上がります。

　山歩きを計画する場合には，経験を積んだ指導者と共に行動することを必須条件として，さらに医師によるメディカルチェックとアドバイスを受けるようにしましょう。

④ダイビング

　水中に深くもぐると，水圧はかなり大きくなります。高地とは逆に，高圧環境となります。これも身体的にきつい環境の変化です。なんらかの病気のある人，血圧や血糖値が高めの人は必ず医師の診察と許可やアドバイスを受けるようにしましょう。

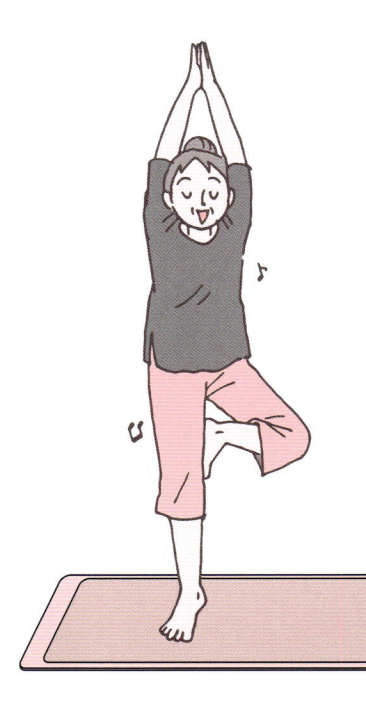

2 運動を持続するためのポイント

①無理な運動はしないこと
　自分の体力，運動能力に合った運動を選び，オーバーワークにならないこと。

②個人単位のスポーツがよい
　相手が必要なスポーツは，相手がいないときはできません。個人単位のスポーツなら，好きな時間や場所でできますし，体調が悪いときは気兼ねなく休むことができます。

③お金があまりかからないものがよい
　これは，説明するまでもありませんが，お金がかかりすぎるものは，頻繁にはできません。運動を続けるためにも，お金がかからないものから始めましょう。

④まずはからだを動かす
　最初から，運動強度60パーセントの運動を30分行うといったようなことをしないで，なじめるものから始めましょう。指を動かすだけでも，腕を振るだけでも結構です。慣れてきたら，体操などを行い，運動を日常に取り入れてみてはいかがでしょうか。

⑤最も手軽な「ウォーキング」に挑戦してみる
　からだを動かすことに慣れてきたら，10分でもいいので歩いてみましょう。徐々に運動時間を増やし，30分くらい続けて歩くことができるようになったら，速度を上げて，ウォーキングの途中にジョギングをはさんでみましょう。

⑥運動強度より継続時間が大切
　運動のレベルを上げるには，まずは，運動強度を変えずに，運動時間を増やします。次に，からだが慣れてきたら，徐々に運動強度を増やしていきましょう。

⑦たまには体育施設を利用するものよい
　スポーツクラブなどでマシーンを使って運動するのも，気分転換となってよいでしょう。腕立て伏せ，上体起こしなど，自宅で行っていた同じ運動でも，楽しくできます。

⑧運動日記をつくるのも継続のコツ
　自分の運動日記をつくってみましょう。運動の種類，脈拍数，運動強度，運動時間，消費エネルギーなどを記録しておくと，運動に親しみがわき，継続することが楽しくなります。

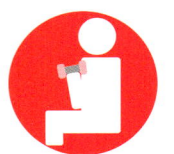

信頼できる医師と運動指導者があなたの味方です

　運動を効果的にするのも，事故から守るのもあなた次第です。かといって，誰のアドバイスも受けず，独断で運動を進めるのは危険です。健康診断などで，要注意項目があれば，すぐに医師の診察を受けましょう。すでに医師による治療や経過観察などを受けている人は，何を改善するために，どんな運動をどれくらい行えばよいのか……，すなわち「運動処方」を作成していただく必要があります。最近は，運動療法を実施している病院も増えてきています。そして「健康運動指導士」などの資格をもった運動指導者がその「運動処方」に基づいて，あなたに適した具体的な運動のやり方を指導します。

　医師や運動指導者との信頼関係を強くすることは，とても大切です。そのためには，あなたも医師から信頼されなければなりません。ですから，医師の質問にはきちんと答えましょう。どれくらい運動を実施したか，どんな食生活を送っているのか，そして薬をちゃんと服用しているかどうかは，医師が運動や薬を処方する上で，とても大切な情報なのです。指示されたとおりできていなくても，恥ずかしがらず，怖がらずに報告しましょう。医師の運動処方に忠実にしたがってみて具合の悪いところは，遠慮なく相談すればいいのです。それによって，さらにあなたにぴったりの運動処方がつくられます。

　運動をはじめて1ヵ月後，3ヵ月後，半年後。あなたの体力は確実に向上しているはずです。そのときには，運動プログラムを見直すために，また医師の検査とアドバイスを受けましょう。きっと，今までの診察のときとは違う，希望にあふれた楽しい会話となることでしょう。

　さて，次の編では食事について解説します。肉やカルシウムは丈夫なからだをつくるのに必要ですが，それらをたくさんとっても，運動しなければ筋肉も骨も強くなりません。今や運動と健康は，けっして切り離して考えることはできません。「からだをいじめずに鍛え，甘やかさずにいたわる」，このことが健康寿命を延ばしていくための，運動のもっとも基本的で重要な考え方なのです。

安全で効果的な運動方法　～Part4，5のまとめ～
① 無理なく（苦しさや痛みを伴わない程度）できることから始める。
② 運動を行う前には主治医に相談。
③ 毎日の体調チェックを忘れずに。
④ 危険性を伴う運動は勇気をもって行わない。
⑤ 同じ運動ばかりせずに，多種目を楽しめるようにする。

Part 6 毎日の食事編

毎日の食事が健康の基本です
高齢者の食生活で注意すること
高齢者の食事の調理方法で注意すること
食品を衛生的に管理するうえで注意すること
食事の質を上げる「七つのチェックポイント」
「食事摂取基準」からわかる1日の栄養素量

毎日の食事が健康の基本です

1 毎日，栄養素と水分が必要なわけ

　人間が心身ともに健康でいきいきと過ごすためには，何といっても十分な食事が必要です。

　私たちが歩いたり，仕事をするときなど，からだを動かすためには，エネルギーを必要とします。何もしないで寝ているときでも，呼吸をしたり体温を保持するなど，たえずエネルギーを消費しているので，食べ物を規則正しくとって，エネルギーを補う必要があります。

　また，人間のからだは，食べ物を介して体内にとり入れた，炭水化物，脂質，たんぱく質，ビタミン，ミネラルなど，栄養素と呼ばれる物質と水分でつくられています。

　心臓や肝臓，胃，腸などの臓器や，筋肉，骨，血液は，生まれてから死ぬまで同じものではありません。からだの組織は，寿命となったものは壊れ，新たにつくりかえられることが常に行われています。それらの材料となるものも，食べ物に含まれる栄養素なのです。

　カロテンなどのビタミンや，カルシウムなどのミネラルは，毎日の必要量は少なくてよいのですが，これらが不足すると，炭水化物，脂質，たんぱく質などの栄養素がからだの役に立つことができなかったり，骨や歯が弱くなる，貧血になるなど，健康を損なう原因となります。そして，これらの微量栄養素の必要量は，高齢者でも若い人と同じくらいの量が必要となります。

　このような理由で，高齢者といえども，病気を予防し健康であり続けるには，食事の質・量ともに，バランスよくとる必要があります（写真1）。

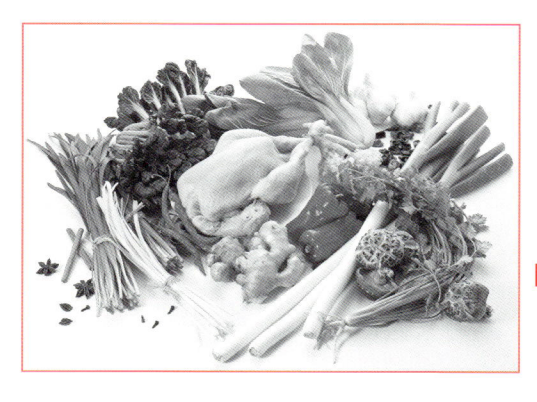

■1　食事はさまざまな食材でつくろう
多くの食材を使った食事は，からだによいだけではなく，食材の彩りや食感，香りなどを楽しむこともできます。

2 水分を十分にとる習慣をつけよう

　暑い夏になると熱中症で倒れる人のニュースがよく伝えられますが、そのうちの多くは高齢者が占めています。なぜ、高齢者は、熱中症が多いのでしょうか？

　人間に含まれている水は、図2のように、新生児では体重の約70～80％であるのに対し、成人では約55～60％、高齢者では約50％となっています。このため、高齢者は、日常の運動や外気の乾燥などによっても、脱水症状を起こしやすい状態にあるといえます。

　また、老化は乾燥のプロセスであるともいわれています。加齢による体内の水分調節の変化を簡単に説明すると、まず、口渇中枢機能が低下して、のどの渇きを感じにくくなり、水分の摂取量が減ります。一方、腎臓の機能低下によって体外に排泄される水分の量が増えます。つまり、水分の摂取量が減り排泄量が増えるため、体内の水分バランスがとりにくくなり、その結果、自覚のない脱水症状が起きてしまいます。さらに、体内の水分量が少ないため、一度、暑熱環境下などで体温が上がってしまうと、なかなかもとの体温に戻らなくなってしまうことがよく起こります。

　このように、高齢になればなるほど、のどの渇きが実感しにくくなるとともに、頻尿や尿失禁を気にして水分の摂取を避ける傾向があります。60歳を過ぎたらご自身でのどの渇きを感じないときでも、食事時間の合間でも水分をとる習慣をつけましょう。また、寝たきりの方に対しては、脱水を防ぐため、周囲の注意と援助が必要です。

　気がついたらいつでも水分の補給をする。それでも決して多過ぎることはないのです。

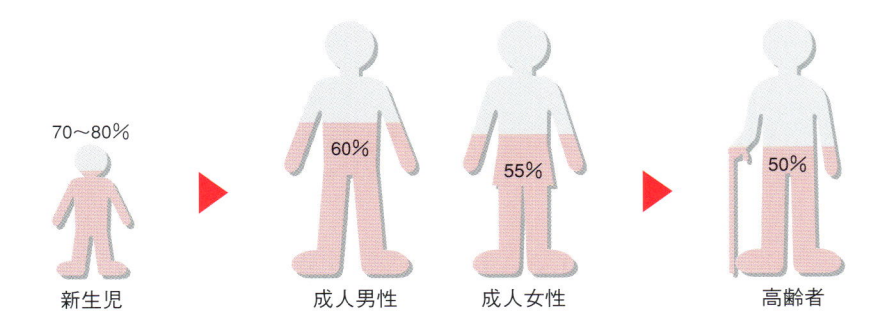

70～80％　　　60％　　　55％　　　50％
新生児　　　成人男性　　成人女性　　高齢者

■2　年齢による体内に含まれる水の割合の変化
　誕生したばかりの新生児では、体重の70～80％も水分が含まれていますが、年をとるにつれてその割合が減っていき、高齢者では体重のほぼ半分しか含まれていません。

高齢者の食生活で注意すること

1 食事で注意するポイントとは？

　60歳代の高血圧症の方は，約50％にものぼり，脳卒中による寝たきりを生じる原因となっています。以下の食事方法は，高齢者の方ならどなたにも実行してほしい食事上の注意点ですが，特に高血圧症の方に守ってもらいたいポイントをいくつかあげてみました。もちろん，肥満・糖尿病・高脂血症の方にも共通する注意点です。

　ただし，ほかの合併症がある場合には，特別な食事療法が必要になる場合もありますので，そのときはそれぞれの医師の指示に従ってください。

①一度に大食いせず，いつも腹八分目を

　食べ過ぎて肥満になると，高血圧が悪化します。一度に大食いをせずに，3度の食事を規則正しく，いつも腹八分目を守ることが大切です。

②糖分の多い食品はとり過ぎないように

　糖分を過剰に摂取し続けていると，肥満の原因になるほか，高血圧と関係の深い動脈硬化を促進する要因ともなります。また，甘いものは満腹感をもたらし，食欲を抑制して，食事による栄養素の摂取を妨げることになります。このため，糖分の多い菓子類や嗜好飲料などはとり過ぎないようにしましょう。

③食塩の多い食品はとり過ぎないように

　ナトリウムの供給源となる食塩のとり過ぎは，体内のナトリウムを増やすことにつながり，人によっては高血圧をもたらす結果となります。料理の味付けは食欲が落ちない程度の薄味にし，食塩を多く含む調味料や漬物，加工食品などは控え目にとるようにしましょう。

④カリウムやカルシウムなどのミネラルや，食物繊維を十分にとろう

　カリウムやカルシウムには，腎臓で尿がつくられる際に，体内の過剰なナトリウムを尿中に排泄させる作用があります。また，食物繊維は消化管の中で，ナトリウムを吸着したまま，便と一緒に排泄させるため，同様の効果が期待できます。

　野菜や果物には，カリウムや食物繊維が多く含まれているので，毎食食べるように気を配りましょう。

⑤栄養のバランスをとり，良質のたんぱく質を十分に

　血管を丈夫に保つには良質のたんぱく質が不可欠です。たんぱく質のとり方が少ないと，食塩による血圧上昇作用が強められるという説もあります。また，たんぱく質

> ハムやちくわなどの加工食品は意外と食塩が多いので，注意が必要です

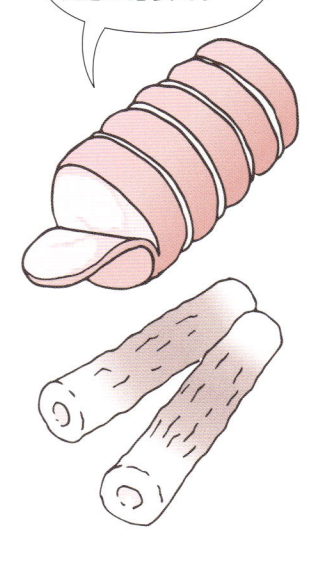

源のとり方が少ない場合は，鉄・銅・亜鉛などの金属のミネラルの摂取量が不足しがちになります。特に，亜鉛は服薬によって，吸収が阻害されて欠乏症が生じやすいといわれています。

⑥肉はなるべく脂身の少ないところを

　動物性たんぱく質はからだを維持するのに必要ですが，動物性脂肪はあまり必要ではありません。肉が大好きで，ほとんど毎日食べるという方は，できるだけ脂身の少ないところを食べるようにしましょう。なお，同じ動物性脂肪であっても，新鮮な魚の脂肪は気にする必要はありません。

2　適度な飲酒と禁煙を心がける

　飲酒に関しては，飲酒量や飲酒頻度が多いほど，高血圧者の割合が高く，しかも，禁酒や節酒によって，高かった血圧が下がる人が数多くいることがわかっています。その一方で，少量であれば，血管を拡張して血液の流れをよくしたり，精神的なストレスを解消するなどして，血圧に好影響がもたらされることもわかっています。ただし，飲酒は適度な範囲にとどめておく必要があります。1日当たりの飲酒量は，アルコールに換算して20～30ｇに抑えるように心がけましょう。ビールなら大ビン1本，日本酒なら1合，ウイスキーの水割りなら2杯，ワインならグラス2杯くらいがちょうどその量にあたります。

　一方，喫煙と高血圧の関係は，タバコを吸うとニコチンなどの作用により，心拍数が増え，細い血管が収縮するなどして，血圧が一時的に高くなります。しかし，これが，慢性的な血圧につながるかどうかは，まだはっきりとわかっていません。ただ，喫煙は動脈硬化を促進し，狭心症や心筋梗塞，脳卒中などを起こしやすくするのは，紛れのない事実ですから，やはり禁煙するにこしたことはありません。

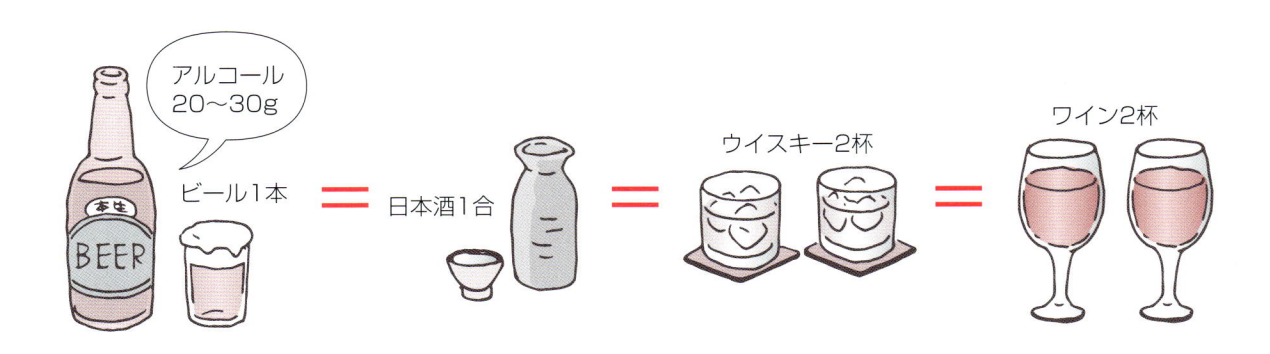

アルコール20～30ｇ
ビール1本 ＝ 日本酒1合 ＝ ウイスキー2杯 ＝ ワイン2杯

高齢者の食事の調理方法で注意すること

　高齢になって歯の数が少なくなると，そしゃく（ものをかむ）能力が落ちてしまいます。このため，あまりかむ必要がないものを好んで食べるようになり，栄養が偏ってしまったり，かみ砕きにくい野菜類を避ける傾向があるので，便秘がちになったりします。

　また，よくかまないと，食べ物をよくかみ砕かずに飲み込み，さらに胃腸のはたらきの低下などによって，十分に消化できないため，下痢になることがあります。

　これらの症状になったときの高齢者の方の食事の調理方法を，次にあげておきます。

1 かみやすい食事の調理方法

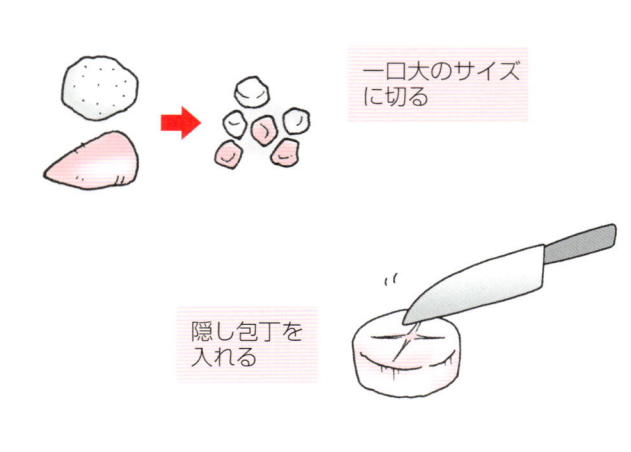

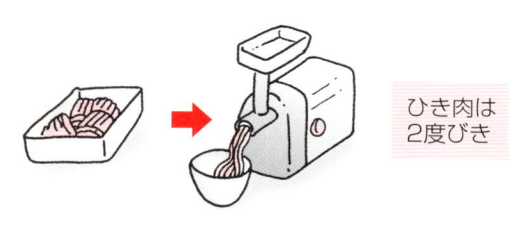

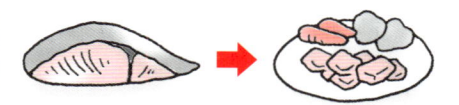

一口大のサイズに切る

隠し包丁を入れる

ひき肉は2度びき

魚の骨をとっておく

❶ 一口大のサイズに切り，かみやすい軟らかさに調理します。

❷ 野菜やいも類は，隠し包丁を入れて食べやすくします。

❸ 肉は薄切りをたたいて用い，ひき肉は2度びきにします。火加減は強火になりすぎないように注意します。

❹ はるさめなどの麺類は，細かく切って使用します。

❺ 魚は骨の少ない切り身を選びます。食べる前に骨・小骨をとり除き，身をほぐします。できるだけ形を整えて皿にもりつけます。

❻ 果物は一口で食べられる状態で出します（隠し包丁を入れます）。

❼ 焼きのりなどは，口にへばりつきやすいので，細かくきざみ，ご飯に混ぜるか，佃煮とします。粉末状の青のりをごはんやてんぷらの衣に混ぜたりして使うことも，味の変化を楽しめます。

❽ 酢のものはむせやすいので，酢は少量とし，だし汁で薄めます（甘味があった方がよいでしょう）。

❾ もちや汁粉など，のどにつまらせやすいものは，白玉粉，いももち，そばがきなどの代用品を用います。

2 便秘になったときの食事の調理方法

❶ 朝食前に冷たい牛乳を飲むとかなり効果があります。水分は、便を軟らかくするはたらきがあるので、不足しないように注意してください。

❷ 便秘の場合は、腸に刺激をあたえることが必要ですから、食物繊維が多い野菜、果物、海藻類などを多めにとるようにしましょう。

❸ 便秘だからといって食事の量を減らすと、さらに便秘が進んでしまいます。便秘であっても、消化吸収が低下しているわけではないので、今までどおりの食事の量をとりましょう。

❹ ビタミンB_1を含む麦ごはんや小麦胚芽なども便秘に対して効果があります。また、はちみつ、水あめなどの糖類も便を軟らかくするはたらきがあるので、上手に利用しましょう。

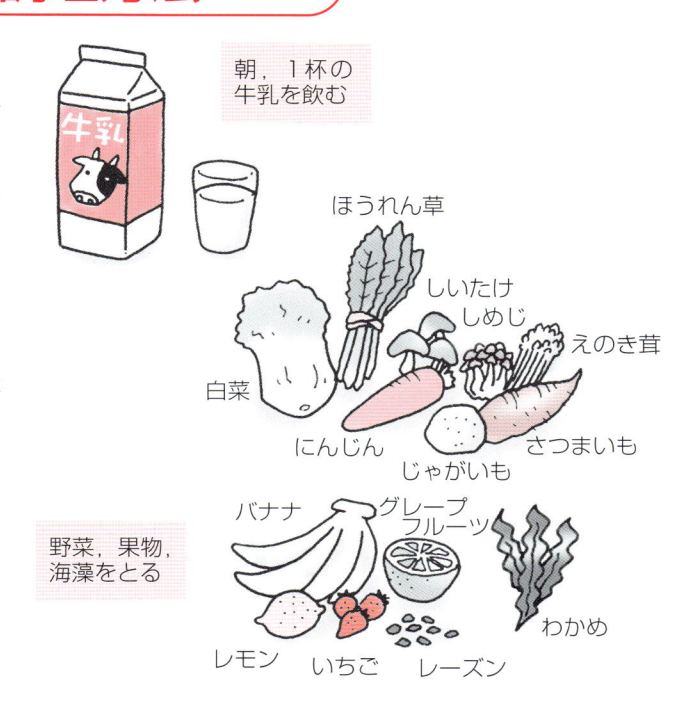

朝、1杯の牛乳を飲む

野菜、果物、海藻をとる

ほうれん草／しいたけ／しめじ／えのき茸／白菜／にんじん／じゃがいも／さつまいも／バナナ／グレープフルーツ／レモン／いちご／レーズン／わかめ

3 下痢になったときの食事の調理方法

❶ 下痢が激しい間は絶食し、番茶や果汁で水分を補給します。長い間でなければ、栄養素の不足を心配することはありません。

❷ 天ぷらやフライなど、油ものは下痢が止まるまで控えます。

❸ 症状の回復を待って、半流動食、三分がゆ、五分がゆにし、下痢が止まったら全がゆから常食に移り、量も少しずつ増やしていきます。

❹ 副食としては、卵、白身の魚、じゃがいもなどの食物繊維の少ないものを選び、すりつぶすなどして軟らかく調理して食べます。

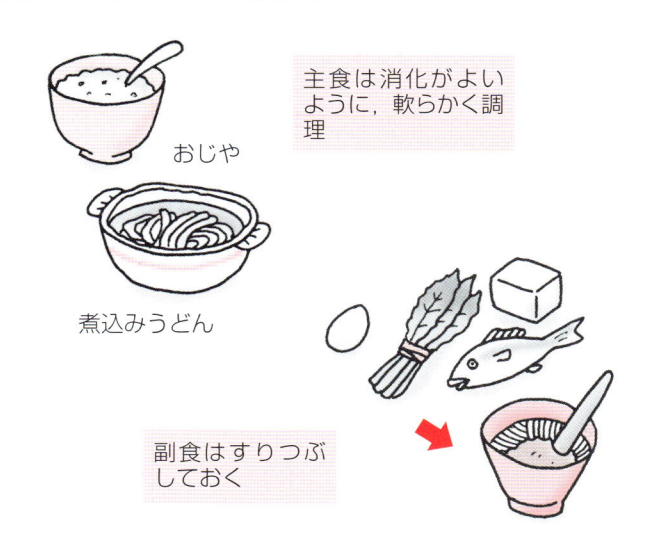

主食は消化がよいように、軟らかく調理

おじや／煮込みうどん

副食はすりつぶしておく

食品を衛生的に管理するうえで注意すること

高齢者は，からだの抵抗力が弱くなっていたり，持病を持っていたりすることが多いため，食中毒になると重症になる心配があります。ここでは，食中毒の予防方法についてご紹介します。

1 食中毒の特徴と予防方法とは？

食中毒とは，病原菌や有毒物質を含む食品を飲食することによる健康障害のことで，食中毒を予防するには，次の「食中毒予防の三原則」を実践することが有効です。

①食中毒の特徴

- 食べ物や飲み物と一緒に口から入った大量の病原菌や，有毒物質によって起こります。
- 主に下痢，腹痛，嘔吐など，胃腸炎の症状が起こります。
- 病原菌が食べ物の中で増えていても，味もにおいもかわりません。

味やにおいがかわらなくても…

②食中毒予防の三原則

- 病原菌をつけない。
  ➡ 手指・食料を洗います。
- 病原菌を増やさない。
  ➡ 冷蔵・冷凍をします。
- 十分に加熱する。
  ➡ 中心まで火を通します。

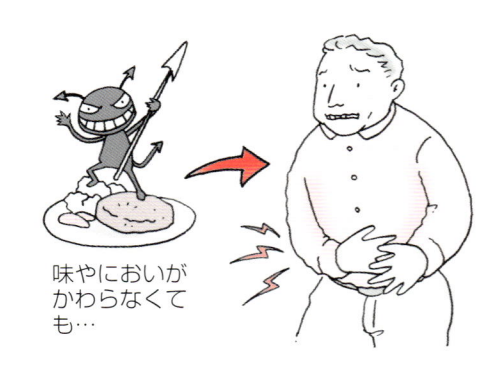

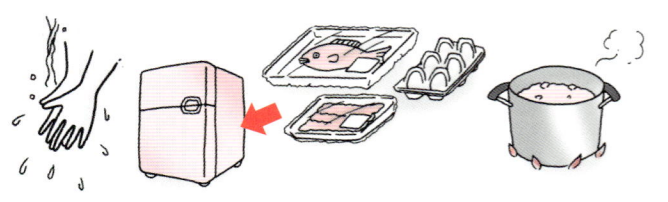

《つけない》　《増やさない》　《加熱する》

2 食中毒を予防し，おいしく食べるには？

食中毒を予防するには，適切な保存と調理方法が重要です。そこで，冷蔵庫や電子レンジを上手に活用することが安全への近道です。買ってきた食材や余った食事の保存については，冷蔵・冷凍方法のちょっとしたコツで，おいしく食べることができます。また，電子レンジは火を使わずに安全に加熱することができ，少量の煮物やお浸しなどは電子レンジで加熱すれば，栄養素の損失も少なく調理することができます。

①冷蔵庫の上手な使い方

- 牛乳は買ってきたら，すぐに冷蔵庫に入れます。
- ごはんは一食分に小分けしてラップで包むか，ふた付きの容器に入れて冷凍します。
- 煮物などは1回で食べきれる量を作ります。残ってしまったら，冷めてから冷蔵庫（冷凍庫）で保存します。早めに食べるように心がけ，食べる際には，電子レンジで加熱します。
- 肉は薄く平らにラップで密封します。加熱したり下味をつけてから冷凍したほうがよいでしょう。
- 魚は内臓を抜いてからラップで密封します。肉と同じように，加熱したり下味をつけてから冷凍したほうがよいでしょう。
- パンは乾燥しないように，きちんと口を閉じて冷凍します。食べるときは凍ったままトースターで焼きます。
- 食品の点検を兼ねて1週間に1度は冷蔵庫の掃除をしましょう。

《ラップで密封して冷凍する》

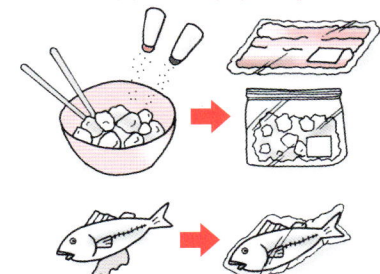

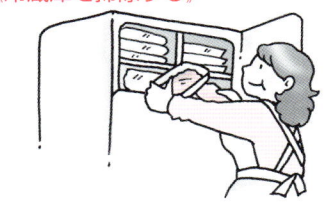

《冷蔵庫を掃除する》

②電子レンジの上手な使い方

- 牛乳，お酒，汁物など
  ➡ラップをかけずにそのまま温めます。
- 冷凍ごはん
  ➡冷凍ごはんはラップに包んだまま温めます。
- カレー，シチューなど
  ➡電子レンジで温め直してから食べます。
- シュウマイ，肉まんなどの蒸し物
  ➡水をかけて，ラップに包んで温めます。
- てんぷら，フライなどの揚げ物
  ➡冷めたものでも，ペーパータオルに包んで軽く加熱するとおいしく食べられます。

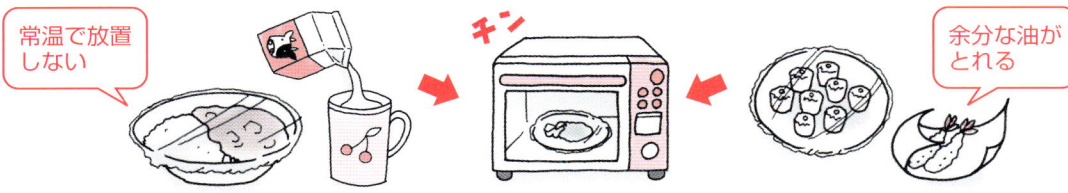

常温で放置しない

余分な油がとれる

③電子レンジの得意料理

- ほうれん草などの青菜類
  ➡洗って水気を切らずにラップにきっちりと包んで加熱します。
- じゃがいも，かぼちゃなど
  ➡洗って水気を切らずにラップに包んで加熱します。そのまま食べられます。

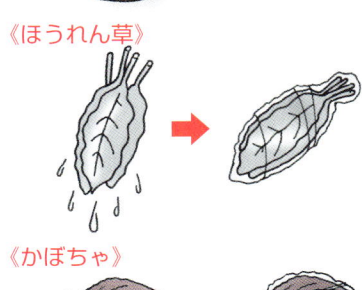

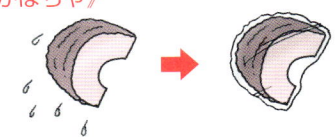

《ほうれん草》

《かぼちゃ》

食事の質を上げる「七つのチェックポイント」

30ページで紹介した，「毎日，三，三，七拍子で食べよう」の七つのチェックポイントについて，項目ごとに詳しく解説します。どれも簡単な言葉にまとめられていますが，科学的な根拠に基づいているので，その効果は十分に期待できます。

また，「一（いち），彩り（いろどり）……」というように，数字と言葉の頭の語をそろえているので，覚えやすくなっています。朝食・昼食・間食・夕食のときに，これらの七つのチェックポイントを思い出して，食卓の質を上げていきましょう。

一（い）彩りを考えておいしく食べよう

栄養素のことをあれこれ考えなくても，赤，黄，緑，白，黒などの色合いをバランスよくとれば，必然的に栄養のバランスもとれてきます。

赤 主としてカロテン，ビタミンC，ドコサヘキサエン酸が多い。
・にんじん，トマト，まぐろ，豚肉，牛肉など。

黄 主としてレシチン，カロテン，たんぱく質が多い。
・大豆，きな粉，みそ，卵焼き，みかん，かぼちゃ，さいまいもなど。

緑 主としてカロテンやビタミンC，ビタミンE，食物繊維などが多い。
・大根の葉，ほうれん草，小松菜，ブロッコリーなど。

白 主として炭水化物，たんぱく質，食物繊維，ミネラルが多い。
・大根，かぶ，にんにく，たまねぎ，じゃがいも，長いも，パン，うどん，豆腐，いか，ひらめ，牛乳など。

黒 主としてミネラル，食物繊維が多い。
・黒ごま，昆布，わかめ，しいたけ，黒豆など。

ニ にんじん，大根，かぼちゃなどの野菜を1日300gは食べよう

　野菜は，一般的に水分が多く，ビタミン・ミネラル・食物繊維などがたっぷりと含まれています。また，野菜は色の濃さ（カロテンの含まれる量）によって，緑黄色野菜と淡色野菜に分類することができます。

　緑黄色野菜は，にんじんやほうれん草のように，中まで色が濃くついている野菜です。カロテンが多く含まれ，ビタミンAの供給源となります。従来は，カロテンを600μg/100g以上含むものを緑黄色野菜と分類しましたが，野菜の成分は多くの要因で変動しますし，利用状況なども考慮して現在はこの枠をはずしています。

　淡色野菜は，きゅうり，なすのように表面の色が濃くても，中の色は薄い野菜です。カロテンは少ないのですが，ビタミンC・ミネラル・食物繊維などが多く含まれています。生野菜のサラダによく使われるレタス，大根，たまねぎ，キャベツ，カリフラワーをはじめ，種類は豊富で，市場にも1年を通して出回っているものも多く，料理にも幅広く使えます。1日300gを食べると，満腹感も得られますので，ダイエットに利用すると効果が期待できます。

電子レンジですばやくできる野菜料理

■野菜とツナの蒸し煮
① 耐熱容器にAを入れ，ツナを缶汁ごと混ぜる。
② キャベツなどの野菜を①に入れ，小皿などでおさえ（落としぶたがわり），電子レンジで約3分加熱する。

キャベツ	2枚(100g)
ツナ缶	40g(1/2缶)
しょうゆ・みりん	各小さじ1 ⎫ A
湯	50ml ⎭

■ほうれん草のソテー
① 電子レンジ対応のポリぶくろにほうれん草を入れ，電子レンジで約20秒加熱し，水にとってさまし，水気を絞って刻む。
② ①を耐熱容器に入れてバターをのせ，電子レンジで約10秒加熱し，仕上げに塩をふって混ぜる。

ほうれん草	30g
バター	小さじ1/3
水	大さじ2
塩	少々

■かぼちゃのサラダ
① かぼちゃを耐熱容器に入れ，電子レンジで約3分加熱する。
② Bを入れてあえる。

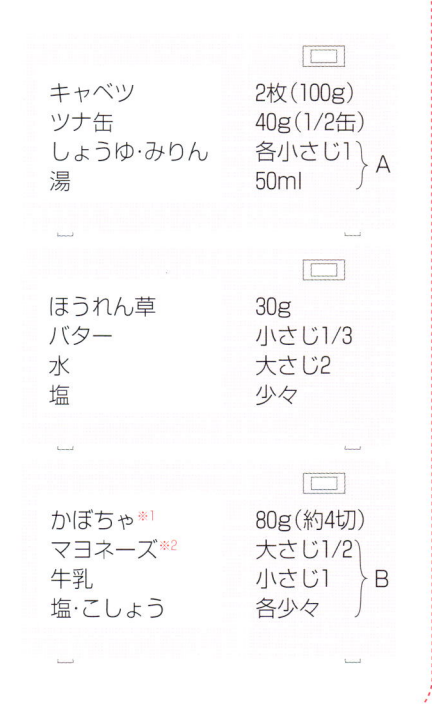

かぼちゃ※1	80g(約4切)
マヨネーズ※2	大さじ1/2 ⎫
牛乳	小さじ1 ⎬ B
塩・こしょう	各少々 ⎭

※1　かぼちゃ・いも類は電子レンジで加熱すると手軽においしく食べられます。にんじんは電子レンジと相性がよくありませんので，お湯で茹でてから使用するとよいでしょう。

※2　マヨネーズのかわりにヨーグルトを用いてもよいでしょう。

味覚を研ぎ澄まして薄味でおいしいものを

　塩分はとり過ぎると高血圧や脳卒中の原因になるので，調理の工夫をして，薄味でおいしい料理を食べる習慣をつけましょう。

①1日の食塩摂取量は10g以下にして，高血圧，脳卒中を防ぎましょう

　日本人の食塩摂取量は1日に約12g程度です。地方によってもかなり差があり，北に行くほど多くなり，南に行くほど少なくなる傾向があります。過去の調査では，青森県では15g以上であるのに対し，長寿の人が多い沖縄県では10g以下であるという結果もありました。

　食塩のとり過ぎは高血圧の原因になり，その結果，脳卒中などの病気が多くなります。かつて，東北地方では脳卒中がとても多かったのですが，その最大の原因は食塩のとり過ぎにありました。

　脳卒中ラット（遺伝的に100％脳卒中を起こすラット）を使った実験では，脳卒中ラットを普通のえさで飼育すると，脳卒中を起こすまで8ヵ月かかりますが，濃度1％の食塩水を毎日あたえていると3ヵ月以内にすべて脳卒中を起こして死んでしまいました。また，食塩を1日に2.5gしかとらないアフリカのマサイ族には，高血圧の人がほとんどいないことがわかっています。

　高血圧を防ぎ，脳卒中を予防するには，まずは食塩を控えることが大切なのです。

②認知症の予防のため，高血圧体質の人は食塩のとり過ぎは厳禁

　食塩は血圧を高くする作用だけではなく，血液を固まりやすくする作用もあります。したがって，食塩のとり過ぎは脳梗塞など，血管がつまる病気の原因にもなります。脳梗塞は大きな血管がつまった場合は半身まひや言語障害などが現れますが，小さな血管がつまっただけでははっきりとした症状が出ないことがあります。しかし，こうした小さな脳梗塞が，認知症の大きな原因となるのです。

　血液が固まるときには，血液に含まれている血小板という成分が集まってくるのですが，食塩にはそのはたらきを促進する作用があります。そして，食塩のこの作用は，高血圧になりやすい体質の人ほど，影響を受けやすいことがわかっています。

　したがって，高血圧体質の人は，たとえ降圧剤で血圧を適切にコントロールしていたとしても，食塩をとり過ぎないように注意しなければなりません。

　かつては日本では，脳卒中が死因の第1位でしたが，降圧剤による高血圧の治療が進むにつれて，脳卒中で死亡する人は激減しました。しかし，脳卒中の中でも血管がつまる脳梗塞は減っていませんし，認知症はますます大きな問題になりつつあります。

脳卒中で命を落とす人が少なくなったからといって，脳卒中を克服したと考えるのは早計です。食塩のとる量が多いために，脳の血管がつまり，寝たきりや認知症になる高齢者はむしろ増えているので，注意が必要です。

③亜鉛不足に注意しましょう。

　117ページでもふれましたが，降圧剤などの薬の中には亜鉛の吸収を阻害するものがあります。このため，常用している方は亜鉛不足になりがちです。亜鉛が不足すると味覚障害になりやすく，濃い味を好むようになるので注意しましょう。

　また，加工食品には，食品添加物であるポリリン酸ナトリウムとフィチン酸が使われていることがあります。ポリリン酸ナトリウムは体内の亜鉛を尿中に排泄する作用があり，フィチン酸は腸管で亜鉛と結合して亜鉛の吸収を阻害する作用があります。食品添加物を含む加工食品に依存した食生活は，亜鉛欠乏症になってしまうことがありますので，加工食品は控えめに使いましょう。

　亜鉛を多く含む食品には，牡蠣（かき）・納豆・レバー・ごまペーストなどですので，ときどきメニューに加えるとよいでしょう。

④香辛料やだし汁を利用しておいしい減塩食をつくる工夫を

　食塩を控えることの重要さがわかったとしても，食塩を減らした料理では，物足りない味に感じられるものです。しかし，工夫しだいでは，たとえ食塩が少なくても，おいしく食事を楽しむことができます。そのコツは食塩のかわりとなるものを上手に使うことにあります。

　まず考えられるのが香辛料。香りや辛さの刺激を利用すれば，たとえ塩味が少なくてもおいしく食べられます。中国の四川料理はピリッと辛いことで有名ですが，食塩の量は少なめです。それでも，香辛料のはたらきによって，おいしく食べることができるのです。

　日本料理では，酢やだし汁をうまく利用するといいでしょう。料理に酢を使うと，酸味が加わるため，食塩が少なくても，物足りなさを感じさせません。また，保存食をつくるときにも，酢を用いれば，食塩をあまりたくさん使わなくても，保存することができます。だし汁にはアミノ酸が含まれていて，このアミノ酸のうま味が食塩の物足りなさを補ってくれます。おいしいだし汁をきちんととっていれば，それだけ料理に使う食塩を減らすことができます。

　こうした調理の工夫をしながら，減塩食を続けていけば，徐々にその味に慣れてきます。味覚は習慣に左右されるものですから，減塩食も食べ続ければ，その味がおいしく感じられるようになります。

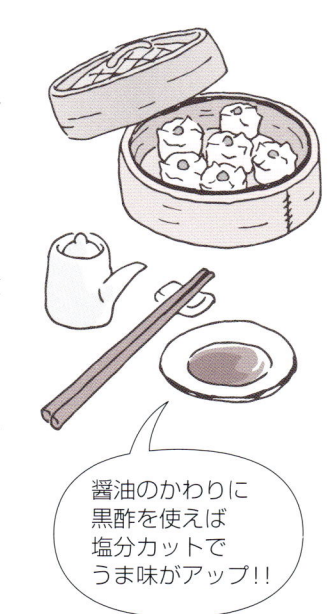

> 醤油のかわりに黒酢を使えば塩分カットでうま味がアップ!!

四 よくかんでゆっくりと食べよう

家族みんなで，食事をゆっくりと楽しみ，よくかむことを習慣化することで，次のようなメリットがあります。

①肥満を予防します

食べ物をよくかむことは，脳内の満腹中枢に刺激をあたえ，食事を食べる速さや量に影響をあたえることがわかっています。食べはじめて30分程度たつと，脳の満腹中枢が作用して食欲を抑えるので，食べすぎを防ぐ効果があるといわれています。

②消化を助けます

歯で食べ物をかみ砕き，消化酵素を含むだ液と混ぜ合わせることで，食べ物を嚥下しやすくし，また胃腸の消化機能を助けるはたらきがあるといわれています。しっかりと食べ物をかまないと消化が不十分になり，胃に負担がかかることになります。

③歯の病気を予防します

よくかんで食べると，だ液が多く分泌されます。だ液には，歯を硬く丈夫にし，酸に対する抵抗力を高めるたんぱく質であるステアリンが含まれていて，歯の健康を保ちます。

また，野菜をよく食べることをおすすめします。野菜に含まれる食物繊維は，よくかまなければ口の中に残るので，知らず知らずのうちに何回もかむことになり，だ液や胃液の分泌が活発に促されて消化がよくなります。だ液の分泌がよくなると，歯の表面が洗い流され，虫歯の予防になったり，かむことで歯ぐきが丈夫になって，歯肉炎や歯周病を防いだりします。

かむことが苦手な高齢者でも，食べ物を柔らかく茹でたり，小さくきざんだり，つぶしたりというような調理方法で，少しでもかめるように工夫することが必要です。

④脳の機能を活性化します

ある高齢者が口を動かして食べるようにしたところ，認知症が軽くなったという症例があります。これは，ものをかむことで脳細胞の活動が活性化し，同時に血液の循環がよくなることで，脳の機能も活性化したためである，と説明されています。

また，食事は楽しくとることも大切です。おいしいものを食べたり，家族や仲間とコミュニケーションをとることで気分転換ができ，心にもよい影響をあたえます。おいしいものをゆっくりと味わい，家族や仲間と語らいながら，楽しく食事をすることを心がけましょう。その結果として，よくかんでゆっくりと食べる習慣が身につきます。

五 ごちそう控え目，油も控え目で健康体重をキープ

①長寿につながる肉の調理方法

　動物性脂肪のとり過ぎは，心筋梗塞などの原因になりますが，肉を食べることがいけないというわけではありません。肉の部分であまりよくないのは，あくまで脂肪の部分です。肉は良質なたんぱく質を豊富に含んでいて，血管を丈夫にして脳卒中などを予防するのに効果があります。つまり，肉を長寿に生かすためには，脂肪部分を取り除いて食べればよいということになります。実際，沖縄や世界の長寿村を調査してみると，肉の脂肪を取り除く調理が実践されています。

　例えば，コーカサス地方では，シャシリックという羊肉の料理がよく作られます。これは，肉を小さく切り，木の枝に突き刺して焼く料理です。シルクロードで食べられているシシカバブも同じような調理方法です。このような方法は，焼いている間に脂肪分が落ち，肉の部分が残ります。また，沖縄では豚肉をよく食べますが，よく茹でて脂肪を抜く料理が中心です。これらは，いずれも長寿につながる肉の食べ方といえるでしょう。

　一方，ブラジルではシュラスコという肉料理がよく食べられます。これは大きなブロック肉を串に刺し，あぶるように焼いて表面から焼けた肉をそぎとって食べる料理です。シャシリックやシシカバブと同じ串焼きですが，肉が大きなかたまりなので，あまり脂肪が落ちません。これを岩塩で味付けして，かなり大量に食べるのです。そのため，この料理を食べる人々は，高血圧や肥満の人が多く，心筋梗塞が多発していました。

　このように，肉を長寿に役立てることができるかどうかは，調理方法にかかってきているといえます。

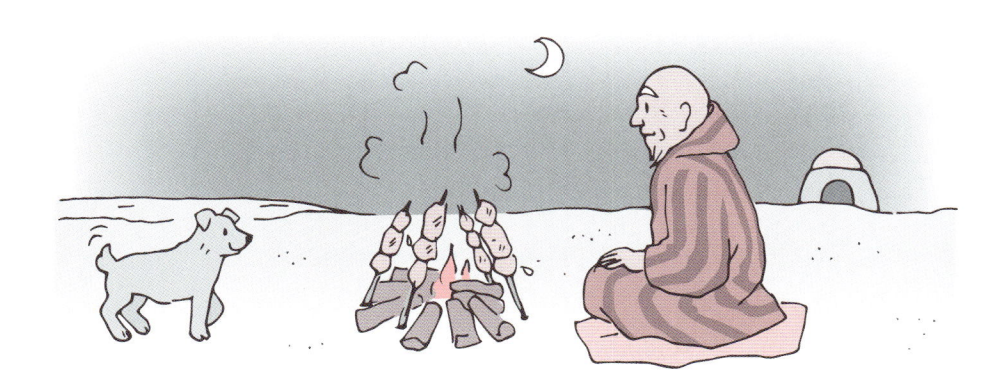

※　ここでの「ごちそう」とは，脂肪分の多い肉などを指しています。「ごちそう」を控えた食事は，粗食を食べるということではありません。食事は豊富な食材から作り，栄養をバランスよくとることが望まれます。なお，スナック菓子のようなジャンクフードは，現在の主な肥満の原因とされています。

②健康体重とBMI値から自分の体型を把握しよう

　肥満は美容や外見の問題だけではありません。最も重要なのは，肥満が健康を害する生活習慣病を引き起こす原因となることです。そこで，あなたの理想的な健康体重（標準体重）と肥満度を次の式から計算してみましょう。求めた数値が，肥満や低体重を示したときは，バランスのよい食生活と運動を習慣づけ，適正な数値になるように心がけることが大切です。

あなたの健康体重を調べる

　あなたの身長をメートルに換算して，次の式に代入して，健康体重を計算してください。そして，健康体重と現在の体重を比較して，どのくらいの体重差があるのかを把握しましょう。

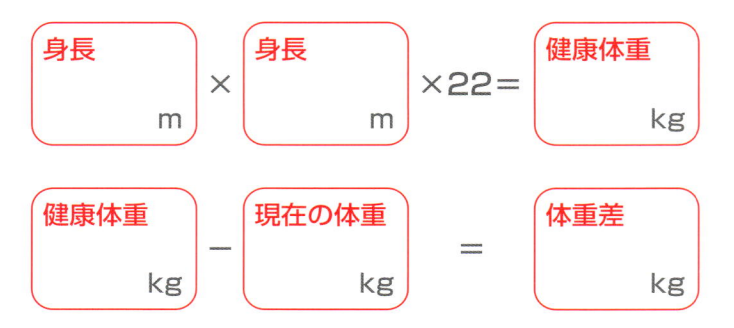

$$\text{身長(m)} \times \text{身長(m)} \times 22 = \text{健康体重(kg)}$$

$$\text{健康体重(kg)} - \text{現在の体重(kg)} = \text{体重差(kg)}$$

あなたの肥満度を調べる

　あなたの現在の体重と身長（メートルに換算）を次の式に代入して，BMI値を計算してください。そして，求めた数値を判定基準の表に照らし合わせて，ご自身の肥満度をみてみましょう（表3）。

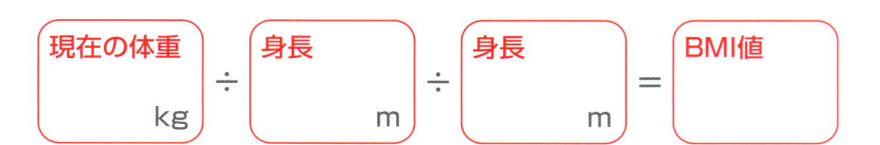

$$\text{現在の体重(kg)} \div \text{身長(m)} \div \text{身長(m)} = \text{BMI値}$$

BMI	判　定
＜18.5	低体重
18.5≦〜＜25	普通
25≦〜30	肥満（1度）
30≦〜35	肥満（2度）
35≦〜40	肥満（3度）
40≦	肥満（4度）

■3　BMIによる肥満の判定基準
この指数は脂肪量とよく相関するため，国際的な肥満の判定基準として用いられています。BMIが20〜23の場合が理想的で，有訴率が低いといわれています。数値が大きい太り気味の方も，数値の低いやせている方も，この数値を目安に体重を調節しましょう。

〈資料〉日本肥満学会，1999

六 む 昔から伝わるカルシウムたっぷりの保存食品を大切に

　ゴマ，きな粉，切干し大根，ヒジキやワカメなどの海藻などの保存食品を上手に活用しましょう。これらの食品には，カルシウムのほかに鉄分などの栄養素や食物繊維をたっぷり含んでいます。

①古代から伝えられてきたゴマの効能

　ゴマはアフリカのサバンナが原産地で，その栽培は今から6,000年以上も前から開始されていたとみられています。エジプトの遺跡から発掘されたパピルス紙にはゴマの薬効が記れていたと伝えられています。

　また，古代ギリシャでは"医学の父"といわれるヒポクラテスが「ゴマは人間の活力を強化する食べ物である」と述べたように，古代人もゴマの効能をよく知っていたのです。

　日本には，縄文時代に渡来し，1,000年前のわが国最古の医学書である「医心方」にもゴマの効能が書かれています。「虚して病気の主たる医療薬で五臓の精を補い気力を増し，肌を豊かにして，頭脳を充実させ，筋力を丈夫にする。久しく服用すると身が軽くなり老衰を防いで，視力をよくし，飢えに対する抵抗力を強くし，寿命を延ばす」とその効能を力説しています。

　ゴマはカルシウムや鉄分のほかにも，ビタミンE（若返りのビタミンといわれる）やリノール酸（動脈硬化を防ぐ）をたっぷりと含んでいます。さらに，レシチン（神経伝達物質・アセチルコリンの原料）やセサミノール（抗酸化物質）も多く含まれています。

　今回の献立例にも，いくつかゴマを使った料理がありますが，ゴマの風味は塩気が少なくてもおいしく食べることができる効果を持っています。

②肉に匹敵する大豆の栄養価

　日本人は，昔から重要なたんぱく質源として大豆をいろいろな食品に加工して食べてきました。大豆はその成分構成からみても大変優れた食材で，たんぱく質を約35％，油脂を約20％含んでいます。大豆が畑の肉といわれるようになったのは，明治8年の万博博覧会に出品された，大豆のたんぱく質の栄養価を調べたオーストラリアの学者の報告によるものです。その報告によって，大豆のアミノ酸組成は肉にきわめて近いとのことがわかりました。

大豆にはたんぱく質のほかにも，ビタミンやミネラル類のほとんどが含まれています。ビタミンには，ビタミンA，ビタミンB_1，ビタミンB_2，ビタミンE，コリンなど，ミネラルには，カルシウム，鉄，リン，マグネシウム，マンガンなどが豊富に含まれていることがわかっています。そのほか，動脈硬化を防ぐサポニン，弱い女性ホルモンのようなはたらきをして骨粗しょう症を防ぐイソフラボンという物質を含んでいます。

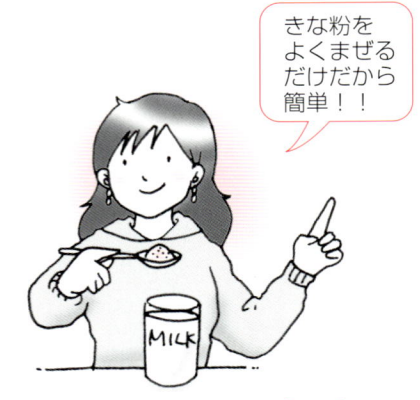

> きな粉をよくまぜるだけだから簡単！！

■4　きな粉の上手な食べ方
きな粉はそのままでは食べにくいので，牛乳やヨーグルトに加えて食べてみてはいかがでしょうか。

③保存に適した切干し大根

切干し大根は，大根を細かく切って乾燥させた保存食品です。野菜を漬物にすると塩分が多くなりますが，乾燥させれば，カリウムも食物繊維もカロテンも生の野菜とかわりません。調理方法を工夫すれば，少ない塩分で料理を作ることができます。

④食物繊維とミネラルの補給に便利な海藻類

ひじきやわかめは，アルギン酸という水に溶ける食物繊維をたっぷりと含んでいるので，便秘を解消するほか，コレステロールの吸収を抑えるはたらきがあります。

また，マグネシウムやカルシウム，カリウムなどのミネラルも豊富に含まれています。マグネシウムは細胞の中から食塩の成分であるナトリウムをくみ出すはたらきがあり，カリウムやカルシウムはナトリウムを尿中に排出するはたらきをします。カリウムやカルシウムは海藻以外の食品からもとることができますが，マグネシウムは海に多いミネラルなので，海藻や魚を食べないと十分な補給ができません。

ひじきやわかめを煮たり，炒めたり，酢の物にしたりして，1日1回食べるようにしましょう。

⑤カルシウムの補給に便利な魚介類

丸ごと食べられるチリメンジャコやサクラエビは，カルシウムをたっぷりと含んでいます。常備食として用意しておいて，サラダや炒め物，お好み焼きなどの料理のアクセントとして使いましょう。

七 なるべく間食とアルコールは控え目に

　3回の食事をきちんと食べて，間食のとり過ぎに注意しましょう。間食は3回の食事でとりにくい牛乳・乳製品や果実を中心にすることで，肥満を防止し，カルシウムやビタミンなどを補うことができます。

①多くの糖分が含まれる間食とは？

　間食の菓子類やアルコールなどの嗜好食品は，生活に潤いをもたらせてくれます。しかし，とり過ぎると健康を損なう恐れがあります。

　菓子・ジュース類には多くの砂糖が含まれています。砂糖の糖分はインスリンの分泌を刺激するため，体脂肪をつくりやすく，糖分のとり過ぎは肥満，高脂血症，脂肪肝，さらに糖尿病などの誘因となります。

　糖分には，冷たくすると甘味を感じにくくなる性質のものもあるので，清涼飲料水，アイスクリーム，シャーベットは知らず知らずのうちに糖分を多くとり過ぎてしまいがちです。近ごろでは無糖の飲料水も多く出ていますが，一般にジュースや缶コーヒー類には，平均10％以上の糖分が含まれています。これは，ジュース1本を200mlとすると，砂糖が20ｇ以上含まれていることになり，ティースプーン6～7杯分に相当します。ですから，コーヒーや紅茶に砂糖を入れるのは控えていても，ジュースを飲んでしまえば，あまり意味がなくなってしまうということになります。

②間食には牛乳またはヨーグルトをとりましょう

　牛乳にはカルシウムが豊富に含まれ，カルシウムが骨の健康に欠かせない栄養素であることは，誰もが知っています。実際に，牛乳をよく飲む民族は，背が高く，骨太の骨格をしています。

　また，牛乳は骨だけではなく，血管に対してもよい影響をおよぼします。牛乳に含まれるカルシウムとたんぱく質が血管を丈夫にするので，脳卒中などを予防することが期待されています。これは，動物実験で確認されています。脳卒中ラットに濃度1％の食塩水をあたえておくと短期間のうちに脳卒中を起こして死亡してしまいました。ところが，牛乳のたんぱく質やカルシウムを食塩水といっしょにあたえておくと，脳卒中を起こしにくくなり，5倍も長生きする実験結果が報告されました。

　たとえ，寿命が延びたとしても，寝たきりになってしまっては困ります。そうならないためにも，もっと牛乳や乳製品をとり，骨粗しょう症と脳卒中を予防しましょう。

③夜の間食ともいえる，アルコールの飲み方に注意しましょう

　アルコールを適量飲むと，身体によい影響をあたえますが，アルコールを飲み過ぎてしまうと，悪影響をおよぼします。これは，体内にアルコールが一度にたくさん入ってくるため，身体でスムーズに代謝できなくなり，アルコールが血液を介して全身に送られてしまい，さまざまな悪影響をおよぼすためです。

　以下のアルコールのよい影響と悪い影響を理解したうえで，楽しくお酒を飲むようにしましょう。

よい影響

❶気持ちをリラックスさせる。❷ここちよい眠りを誘う。❸食欲を増進させる。❹HDLコレステロールを上昇させ，動脈硬化を抑制する。

悪い影響

❶肝臓の負担が大きい。❷コレステロールや中性脂肪を増やし，動脈硬化を促進する。❸胃腸の粘膜に障害をあたえる。❹尿酸の合成を促進し，腎臓からの排泄を抑制する。

上手にお酒を飲むコツ

上手にお酒を飲むには，「適量を守る」「食べながら飲む」「水分をとる」「楽しく飲む」の4つがポイントとなります。もっとも大事なことは適量を守ることですが，おつまみを食べたり水分をとりながらお酒を飲むことで，肝臓や胃腸の負担を和らげることができます。そして何といっても，適度なお酒は，仲間や家族とコミュニケーションを円滑にし，心身ともに健康な生活につなげることができます。

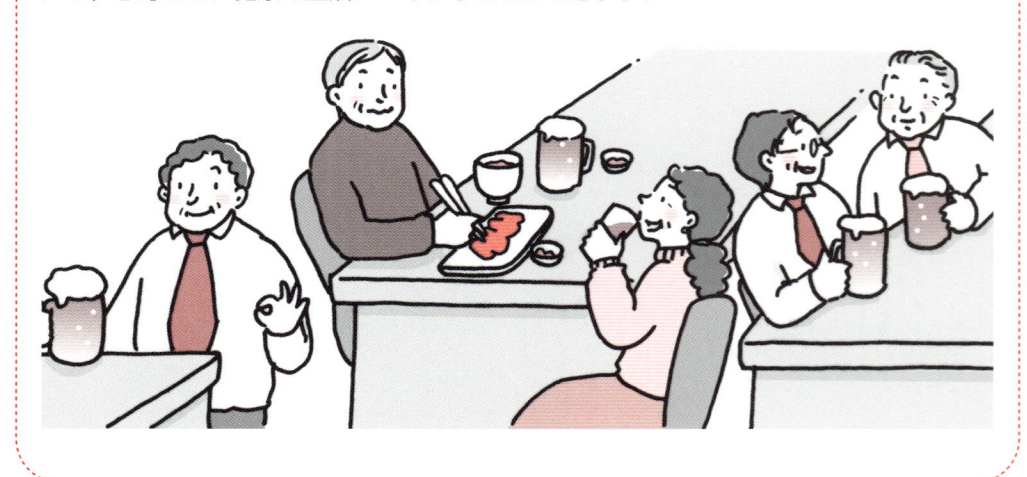

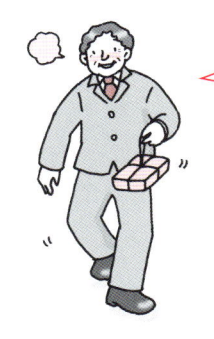

Q アルコールはごはんのかわりになるのでしょうか？

A エネルギーだけを比較して，安易にアルコールをごはんなどの主食に置きかえるのはよくありません。主食はエネルギー源であるとともに，たんぱく質やビタミン，ミネラル，食物繊維をとるうえでも，大変重要なものです。その点，アルコールにはエネルギーだけで，栄養素はほとんど含まれていません。さらに，アルコールには栄養素の吸収を低下させたり，体内のビタミンの保有量を低下させるなどの悪いはたらきがあります。アルコールはあくまで嗜好飲料と考え，主食をきちんと食べるように心がけてください。

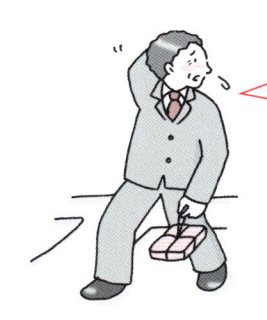

Q アルコールの適量はどのくらいなのでしょうか？

A アルコールの適量は，日本酒で1合，ビール大ビンで1本，ウイスキーのダブルで1杯程度が理想的です。この程度のアルコールの摂取は身体にもよいとされていますが，摂取しすぎると，食事の内容が偏ったり，エネルギーのとり過ぎになったりして，その結果，アルコール性肝炎や脂肪肝などを起こす原因にもなります。アルコールと上手に付き合うコツは，適量を守ることといえます。

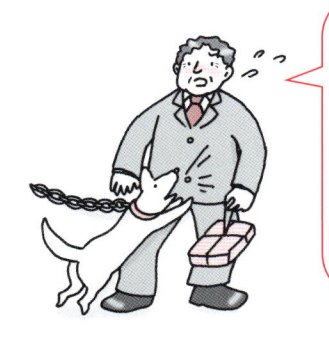

Q アルコールのエネルギー量はどのくらいなのでしょうか？

A アルコール1g当たりのエネルギー量は7kcalもあります。しかし，アルコール類のエネルギーはエンプティーエネルギー（空っぽのエネルギー）とも呼ばれ，エネルギー以外の栄養素をほとんど含んでいません。しかし，アルコールは食欲を増進する作用をもつので，過食につながりやすくなり，その結果，エネルギーのとり過ぎにつながるので，注意しましょう。

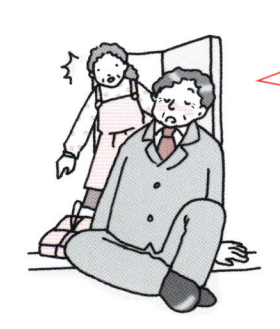

Q アルコールはどのように代謝されているのでしょうか？

A 一般に，アルコールが体内から消えていくスピードは1時間に7～10mlといわれています。日本酒1合の代謝には3～4時間が必要となります。また，代謝後，脳への影響がなくなるまでには，さらに同じ程度の時間が必要ともいわれています。したがって，飲み過ぎたときは，その分，肝臓をはじめとするアルコールを代謝させる機能を長時間労働させることになり，過重な負担をあたえるのです。肝臓が過労死しないように，適量を守り，週に2日は休肝日にしてあげましょう。

「食事摂取基準」からわかる1日の栄養素量

1　1日に必要なエネルギー・栄養素量とは？

　1日に必要なエネルギー・栄養素量は個人によって異なりますが，その目安となるものに，厚生労働省が策定した「日本人の食事摂取基準（2005年版）」があります。これは，エネルギー，たんぱく質，脂質，ビタミン，ミネラルなどの摂取量の基準を1日当たりの数値で示しています。これらの数値は，年齢区分されていて，ご自身の年齢から1日の必要量がわかります。しかし，この数値をただ単に覚えるだけではなく，食事を作るときやメニューを選ぶときの参考にして，大いに役立てていきましょう。

2　「日本人の食事摂取基準」の利用方法

①エネルギー

　推定エネルギー必要量は「基礎代謝量（kcal/日）×身体活動レベル」で算出され，身体活動レベル（運動量）が増えるほど高くなります（表5）。身体活動レベルは，表6のように「低い（Ⅰ）」「ふつう（Ⅱ）」「高い（Ⅲ）」の3段階に分けられ，1日のうち，座位または立位の静的な活動(❷)に費やす時間が多い人の場合は「低い（Ⅰ）」になります。表7は身体活動の例を具体的に示したものです。なお，表5の推定エネルギー必要量では，70歳以上の数値が50～69歳のものと比べて大きな差がありますが，これは身体活動が低下することを考慮したため※ですので，70歳になったからといって急にエネルギーの必要量が下がってしまうということではありません。

　また，高齢者の特徴として，そしゃく能力の低下，消化・吸収率の低下，運動量の低下による摂食量の低下などがあげられます。さらに，多くの人が何らかの疾患をもっているため，年齢だけでなく個々人の特性に十分に注意を払うことが必要です。

※　身体活動レベルは，18～69歳ではⅠ＝1.50，Ⅱ＝1.75，Ⅲ＝2.00ですが，70歳以上ではⅠ＝1.30，Ⅱ＝1.50，Ⅲ＝1.70と各レベルで数値を低く設定してあります。

性別	男性			女性		
身体活動レベル	Ⅰ	Ⅱ	Ⅲ	Ⅰ	Ⅱ	Ⅲ
50～69（歳）	2,050	2,400	2,750	1,650	1,950	2,200
70以上（歳）	1,600	1,850	2,100	1,350	1,550	1,750

■ 5　エネルギーの食事摂取基準：推定エネルギー必要量（単位：kcal/日）

身体活動レベル　　《Af*の範囲》		低い（Ⅰ）《1.50：1.40〜1.60》	ふつう（Ⅱ）《1.75：1.60〜1.90》	高い（Ⅲ）《2.00：1.90〜2.20》
日常生活の内容		生活の大部分が座位で，静的な活動が中心の場合。	座位中心の仕事だが，職場内での移動や立位での作業・接客等，あるいは通勤・買物・家事，軽いスポーツなどいずれかを含む場合。	移動や立位の多い仕事への従事者。あるいは，スポーツなど余暇における活発な運動習慣をもっている場合。
個々の活動の分類（時間／日）	❶睡眠　《1.0》	8	7〜8	7
	❷座位または立位の静的な活動《1.5：1.1〜1.9》	13〜14	11〜12	10
	❸ゆっくりした歩行や家事など低強度の活動《2.5：2.0〜2.9》	1〜2	3	3〜4
	❹長時間持続可能な運動・労働など中強度の活動（普通歩行を含む）《4.5：3.0〜5.9》	1	2	3
	❺頻繁に休みが必要な運動・労働など高強度の活動《7.0：6.0以上》	0	0	0〜1

■6　各身体活動レベルの1日の時間配分（15〜69歳）

※　Af（Activity factor）：各身体活動における単位時間当たりの強度を示す値。

身体活動の分類　　《Afの範囲》	身体活動の例
❶睡眠　《1.0》	睡眠
❷座位または立位の静的な活動《1.1〜1.9》	横になる。ゆったり座る（本などを読む，書く，テレビなどを見る）。談話（立位）。料理。食事。身の回り（身支度，洗面，便所）。裁縫（縫い，ミシンかけ）。趣味・娯楽（生花，茶の湯，麻雀，楽器演奏など）。車の運転。机上事務（記帳，ワープロ，OA機器などの使用）。
❸ゆっくりした歩行や家事など低強度の活動《2.0〜2.9》	電車やバスなどの乗物の中で立つ。買物や散歩などでゆっくり歩く（45m/分）。洗濯（電気洗濯機）。掃除（電気掃除機）。
❹長時間持続可能な運動・労働など中強度の活動（普通歩行を含む）《3.0〜5.9》	家庭菜園作業。ゲートボール。普通歩行（71m/分）。入浴。自転車（ふつうの速さ）。子どもを背負って歩く。キャッチボール。ゴルフ。ダンス（軽い）。ハイキング（平地）。階段の昇り降り。布団の上げ下ろし。普通歩行（95m/分）。体操（ラジオ・テレビ体操程度）。
❺頻繁に休みが必要な運動・労働など高強度の活動《6.0以上》	筋力トレーニング。エアロビックダンス（活発な）。ボートこぎ。ジョギング（120m/分）。テニス。バドミントン。バレーボール。スキー。バスケットボール。サッカー。スケート。ジョギング（160m/分）。水泳。ランニング（200m/分）。

■7　各身体活動の活動例

※ 食事摂取基準における栄養素の5つの指標
①推定平均必要量　ある対象集団において，50％の人が必要量を満たす量。
②推奨量　ある対象集団のほとんどの人（97～98％）が必要量を満たす量。
③目安量　一定の栄養状態を維持するのに十分な量。①，②が算定されなかった栄養素についてのみ示してあります。
④目標量　生活習慣病のリスクを低くする量。摂取量をこの量に近づけることが望ましい。
⑤上限量　習慣的な摂取量の上限の量。これを超えるととり過ぎによる健康障害のリスクが高まります。

②たんぱく質

たんぱく質の目標量（上限）はエネルギー源・栄養素の摂取比率を適正に維持する観点から，50～60歳では総エネルギーの20％未満，70歳以上では25％未満となっています。70歳以上で目標量が高くなっているのは，加齢により身体活動量が低下すると，骨格筋のたんぱく質代謝が低下するため，たんぱく質の必要量が増加するからです。

性別	男性			女性		
年齢	推定平均必要量	推奨量	目標量	推定平均必要量	推奨量	目標量
50～69（歳）	50	60	20未満	40	50	20未満
70以上（歳）	50	60	25未満	40	50	25未満

■8　たんぱく質の食事摂取基準（単位：目標量％エネルギー，その他g/日）

③総脂肪

脂肪の摂取量は，高すぎても低すぎても生活習慣病のリスクを高くするので，目標量（上限と下限）が設定されています。高齢者は脂肪エネルギー比率が低い食事を好む人が多いので，70歳以上の目標量（下限）は総エネルギーの15％と低く設定されています。

性別	男性	女性
年齢	目標量	目標量
50～69（歳）	20以上25未満	20以上25未満
70以上（歳）	15以上25未満	15以上25未満

■9　総脂肪の食事摂取基準（単位：％エネルギー）

④炭水化物

エネルギー源となる栄養素は，炭水化物のほか，脂質とたんぱく質がありますが，脳，神経組織，赤血球，腎臓の尿細管などは，炭水化物の一種であるグルコース（ブドウ糖）しかエネルギー源として利用できません。このように，エネルギー源として重要な役割を持つ炭水化物の目標量は，脂質とたんぱく質のバランスを考慮して，総エネルギーの50％以上70％未満に設定されています。

性別	男性	女性
年齢	目標量	目標量
50～69（歳）	50以上70未満	50以上70未満
70以上（歳）	50以上70未満	50以上70未満

■10　炭水化物の食事摂取基準（単位：％エネルギー）

⑤ビタミンC

ビタミンCは，加齢によって増大する酸化ストレスに対する抗酸化作用を有し，心臓血管系の疾病予防に効果があるとされています。このことから，食事の摂取が少ない高齢者でも若年成人と同じように，推定平均必要量が85mg，推奨量が100mgとなっています。

性別	男性		女性	
年齢	推定平均必要量	推奨量	推定平均必要量	推奨量
50〜69（歳）	85	100	85	100
70以上（歳）	85	100	85	100

■ 11　ビタミンCの食事摂取基準（単位：mg/日）

⑥カルシウム

高齢者は腸管からのカルシウムの吸収率が低下してしまいます。日本人の高齢者を対象とした出納試験では，その吸収率は男性22〜27％，女性9〜14％ともいわれています。これが，高齢者で目安量が高くなっている主な理由です。骨粗しょう症の予防は，カルシウムの積極的な摂取をした上で，ほかの栄養素へも配慮し，運動を含めた総合的な生活習慣の改善が重要となります。

性別	男性			女性		
年齢	目安量	目標量	上限量	目安量	目標量	上限量
50〜69（歳）	700	600	2,300	700	600	2,300
70以上（歳）	750	600	2,300	650	550	2,300

■ 12　カルシウムの食事摂取基準（単位：mg/日）

⑦鉄

鉄はヘモグロビンや各種酵素の構成成分であり，欠乏すると貧血や運動機能・認知機能などの低下を招きます。

性別	男性			女性					
				月経なし		月経あり			
年齢	推定平均必要量	推奨量	上限量	推定平均必要量	推奨量	推定平均必要量	推奨量	上限量
50〜69（歳）	6.0	7.5	50	5.5	6.5	9.0	10.5	45
70以上（歳）	5.5	6.5	45	5.0	6.0	—	—	40

■ 13　鉄の食事摂取基準（単位：mg/日）

⑧亜鉛

亜鉛は欠乏すると，主に皮膚炎と味覚障害を起こすことがよく知られています。このほかに，慢性下痢，低アルブミン血症，汎血球減少，成長障害，性腺発育障害などを引き起こすこともあります。

性別	男性			女性		
年齢	推定平均必要量	推奨量	上限量	推定平均必要量	推奨量	上限量
50～69（歳）	8	9	30	6	7	30
70以上（歳）	7	8	30	6	7	30

■ 14　亜鉛の食事摂取基準（単位：mg/日）

⑨ナトリウム

ナトリウムは摂取不足ではなく，生活習慣病，特に高血圧とがんの一次予防の目的から過剰摂取への対策を必要とする栄養素です。そこで，ナトリウム（食塩）の摂取と高血圧やがんなどの疾病の関連を検討した疫学研究や，現在の日本人のナトリウム（食塩）の摂取量，欧米を中心とした諸外国の食塩摂取制限目標量などを参考にして，目標量が設定されました。

表15のように，食事摂取基準の食塩の目標量は男性10ｇ未満，女性8ｇ未満となっていますが，日本人の高血圧学会ガイドライン（JSH2000）ではさらに少ない7ｇ以下（このうち，調味料として添加する食塩は4ｇ）がすすめられています。

なお，無理な減塩は食欲がなくなり，ほかの栄養素の摂取量の減少を招くことがあるので，注意が必要です。

性別	男性		女性	
年齢	推定平均必要量	目標量	推定平均必要量	目標量
50～69（歳）	600　[1.5]	[10未満]	600　[1.5]	[8未満]
70以上（歳）	600　[1.5]	[10未満]	600　[1.5]	[8未満]

■ 15　ナトリウムの食事摂取基準（単位：mg/日，[　]は食塩相当量g/日）

⑩カリウム

カリウムの摂取量を増加させると，血圧値の低下，脳卒中の予防，骨密度の増加につながることが，動物実験のみならず，疫学研究によっても示されています。日本人は諸外国に比べて，ナトリウムの摂取量が多いので，ナトリウムの摂取量を抑えるだけではなく，ナトリウムの排出を促すカリウムの摂取を多くとることが大切です。

性別	男性			女性		
年齢	目安量	生活習慣病予防の観点からみた望ましい摂取量	目標量	目安量	生活習慣病予防の観点からみた望ましい摂取量	目標量
50～69（歳）	2,000	3,500	3,100	1,600	3,500	3,100
70以上（歳）	2,000	3,500	3,000	1,600	3,500	2,900

■ 16　カリウムの食事摂取基準（単位：mg/日）

⑪その他の栄養素

　食物繊維，ビタミンB_1，ビタミンB_2，ビタミンAの食事摂取基準は表17～20のようになっています。いずれも大切な栄養素などですので，十分にとるようにしましょう。

性別	男性		女性	
年齢	目安量	目標量	目安量	目標量
50～69（歳）	24	20	19	18
70以上（歳）	19	17	15	15

■ 17　食物繊維の食事摂取基準（単位：g/日）

性別	男性		女性	
年齢	推定平均必要量	推奨量	推定平均必要量	推奨量
50～69（歳）	1.1	1.3	0.9	1.0
70以上（歳）	0.8	1.0	0.7	0.8

■ 18　ビタミンB_1の食事摂取基準（単位：mg/日）

性別	男性		女性	
年齢	推定平均必要量	推奨量	推定平均必要量	推奨量
50～69（歳）	1.2	1.4	1.0	1.2
70以上（歳）	0.9	1.1	0.8	0.9

■ 19　ビタミンB_2の食事摂取基準（単位：mg/日）

性別	男性			女性		
年齢	推定平均必要量	推奨量	上限量	推定平均必要量	推奨量	上限量
50～69（歳）	500	700	3,000	450	600	3,000
70以上（歳）	450	650	3,000	400	550	3,000

■ 20　ビタミンAの食事摂取基準（単位：μgRE（レチノール当量）/日）

　ここでは高齢者に特に重要な栄養素についてのみ示してありますが，これらの以外のビタミンやミネラルについては，「日本人の食事摂取基準」を参照してください。

参考文献

『VTR すわろビクス〜生活習慣病予防と改善のためのチェア・エクササイズ ビデオ解説版』
　　編著：京都大学大学院医学研究科臨床病態医科学講座成人病予防医学研究室
　　発行：有限会社ブックハウス・エイチディ

『VTR 鍛えマッスル〜「生活筋力を高めるための座ってできるレジスタンストレーニング ビデオ解説版』
　　編著：京都大学大学院医学研究科臨床病態医科学講座成人病予防医学研究室
　　発行：有限会社ブックハウス・エイチディ

『整形外科医が処方した予防と治療の体操』
　　著者：伊丹康人
　　発行：金原出版株式会社

索引

■欧文

ADL …………………………………………… 54
Af ……………………………………………… 135
BMI …………………………………………… 128
Healthy People 2000 ………………………… 42
MET …………………………………………… 61
WHO …………………………………………… 50

■和文

あ

亜鉛 …………………………………… 125, 138
アクアエクササイズ …………………… 80, 102
アクティブ80ヘルスプラン ………………… 42
握力 …………………………………………… 6
足首 …………………………………………… 90
アネロビックエクササイズ ………………… 60
アルコール ……………………… 41, 131, 132, 133
一次予防 ………………………………… 34, 42
入れ歯 ………………………………………… 45
飲酒 …………………………………………… 117
インスリン …………………………………… 86
インピンジメント症候群 …………………… 97
インプラント ………………………………… 45
ウォーキング ………………………………… 100
ウォーミングアップ ……………………… 57, 62
薄味 …………………………………………… 124
運動 ……………………………… 39, 50, 61, 82
運動基準2006年 ……………………………… 61
運動強度 ……………………………………… 58
運動時間 ……………………………………… 60
運動指針2006年 ……………………………… 61
運動習慣 ……………………………………… 37
運動頻度 ……………………………………… 60
運動不足 ………………………………… 4, 50
エアロビックエクササイズ ………………… 60
エアロビックダンス ………………………… 105
栄養素 ………………………………………… 114

疫学研究 ……………………………………… 38
エクササイズ ………………………………… 61
エネルギー ……………………………… 10, 134

か

開眼片足立ち ………………………………… 7
海藻類 ………………………………………… 130
肩 ……………………………………………… 96
カリウム ……………………………………… 138
カルシウム ……………………………… 129, 137
カロテン ……………………………………… 123
がん …………………………………………… 34
間食 …………………………………………… 131
関節 …………………………………………… 90
気功 …………………………………………… 110
義歯 …………………………………………… 45
喫煙 …………………………………………… 36
きな粉 ………………………………………… 130
基本健康診査 ………………………………… 40
牛乳 …………………………………………… 131
魚介類 ………………………………………… 130
虚血性心疾患 ………………………………… 36
切干し大根 …………………………………… 130
禁煙 ……………………………………… 39, 117
筋持久力 ……………………………………… 55
筋力 …………………………………………… 55
クーリングダウン ………………………… 57, 62
血糖値 ………………………………………… 86
下痢 …………………………………………… 119
減塩食 ………………………………………… 125
健康 …………………………………………… 50
健康運動指導士 ……………………………… 112
健康寿命 ………………………………… 32, 44, 48
健康診断 ……………………………………… 40
健康日本21 ……………………………… 42, 51
口腔ケア ……………………………………… 46
高血圧 …………………………………… 84, 116, 124
高脂血症 ……………………………………… 116
行動体力 ……………………………………… 55

国民生活基礎調査 ……………………33
骨粗しょう症 ………………………98
固定式自転車 ………………………104
ゴマ …………………………………129
ゴムチューブ ………………………76
献立 …………………………………14

さ
酒 ……………………………………41
三次予防 ……………………………34
酸素消費量 …………………………58
自覚的運動強度 ……………………59
疾病 …………………………………33
自転車エルゴメーター ……………104
自動血圧計 …………………………83
脂肪 …………………………………136
柔軟性 ………………………………55
主菜 ………………………………9, 12
主食 ………………………………9, 12
手段的ADL …………………………54
循環器疾患 …………………………35
瞬発力 ………………………………55
消化 …………………………………126
上限量 ………………………………136
上体起こし …………………………7
食塩 …………………………………124
歯間ブラシ …………………………46
食事摂取基準 ………………………134
食事バランスガイド ………………12
食生活 ………………………………37
食中毒 ………………………………120
食中毒予防の三原則 ………………120
食物繊維 ……………………………139
身体活動 ……………………………61
身体活動レベル ……………………134
身体的ADL …………………………54
心拍数 ………………………………58
推奨量 ………………………………136
水中運動 ……………………………102

水中歩行 ……………………………102
推定エネルギー必要量 ……………134
推定平均必要量 ……………………136
水分 ……………………………114, 115
水分補給 ……………………………57
スタティックストレッチング ……106
ステップエクササイズ ……………105
ステップマシン ……………………104
ストレッチング …………………65, 106
スポーツ歯学 ………………………47
生活活動 ……………………………61
生活習慣病 …………………………34
成人病 ………………………………34
世界保健機関 ………………………50
前傾姿勢 ……………………………92
全身持久力 ………………………52, 55
そしゃく機能 ………………………44

た
太極拳 ………………………………110
大豆 …………………………………129
ダイナミックストレッチング ……107
第2次国民健康づくり対策 ………42
ダイビング …………………………110
体力 …………………………………55
体力測定 ……………………………6
卓球 …………………………………110
脱水症状 ……………………………57
淡色野菜 ……………………………123
炭水化物 ……………………………136
たんぱく質 ………………………10, 136
ダンベル ……………………………73
チェアエクササイズ ………………105
遅発性筋肉痛 ………………………109
長座体前屈 …………………………6
調理方法 ……………………………118
鉄 ……………………………………137
鉄アレイ ……………………………73
テニス ………………………………110

電子レンジ	121, 123
デンタルフロス	46
糖尿病	86, 116
糖尿病性神経障害	87
糖尿病性腎症	87
糖尿病性足病変	87
糖尿病性網膜症	87
動脈硬化	35, 37
登山	110
トレッキング	110
トレッドミル	104

な

内臓脂肪症候群	37
ナトリウム	138
2型糖尿病	86
21世紀における国民健康づくり運動	42
二次予防	34, 42
日常生活動作	54
日射病	57
日本人の食事摂取基準	134
認知症	32, 124, 126
熱射病	57
脳	126
脳卒中	124

は

歯	44, 126
8020	45
バドミントン	110
歯の衛生週間	47
ハムストリングス	92
ひざ	90
ビタミン	10
ビタミンA	139
ビタミンC	137
ビタミンB_1	139
ビタミンB_2	139
肥満	88, 116, 126
標準体重	128

ピラティス	110
疲労姿勢	92
敏捷性	55
副菜	9, 12
腹腔圧	92
ブレスローの7つの健康習慣	38
平均寿命	32
平衡性	55
ヘルシーピープル2000	42
変形性ひざ関節症	90
便秘	119
防衛体力	55
ボールエクセサイズ	105

ま

マウスピース	47
味覚	124
ミネラル	10
脈拍数	58
無酸素運動	60
メタボリックシンドローム	37
メッツ	61
メディカルチェック	56
目安量	136
目標量	136

や

有酸素運動	60, 88
腰痛	92
ヨーグルト	131
ヨガ	110

ら

ランニングマシン	104
リバウンド	88
緑黄色野菜	123
冷蔵庫	121
レジスタンストレーニング	108
レッグエクステンション	90
老化	52
6分間歩行	7

健康寿命を延ばそう
－高齢期をいきいき過ごすための運動・食事と医学知識－

平成19（2007）年3月5日　　初版第1刷発行

監修者	小 林 修 平
編　者	NPO法人 日本健康運動指導士会
著　者	片 山 幸太郎
	鈴 木 茂 樹
	高 橋 邦 子
	照 屋 浩 司
	鴇 田 佳津子
発行者	石 川 秀 次
発行所	第一出版株式会社

〒101-0051
東京都千代田区神田神保町1－39
日本健康・栄養会館
振替口座　　00170-3-23838
電　話　（03）3291－4576(代)
ＦＡＸ　（03）3291－4579

制　作	栗田書店

東京都千代田区神田神保町1－39

組　版	明　友　社
印　刷	明 和 印 刷
製　本	三　水　舎

編者の了解により
検印は省略

定価はカバーに表示してあります。
乱丁・落丁本は，お取替えいたします。

ⒸK.Katayama, S.Suzuki, K.Takahashi, K.Teruya, K.Tokita.,2007

JCLS　＜㈱日本著作出版権管理システム委託出版物＞
本書の無断複写は著作権法上での例外を除き禁じられています。複写される
場合は，その都度事前に㈱日本著作出版権管理システム（電話03-3817-5670，
FAX03-3815-8199）の許諾を得てください。

ISBN978-4-8041-1093-6　C1077

第一出版 刊行目録(抄)

プロがすすめるダイエット
―リバウンドしないために―
日本健康運動指導士会 編　2500円
健康を損なわずリバウンドしない長続きダイエットを健康運動指導士が解説.

現代人の心がけ
糖尿病は予防できる
―健康生活のための食事と運動―
日本健康運動指導士会 編　1942円
糖尿病にならないための食生活と運動を豊富な写真で解説. 健康運動指導士著.

丈夫な骨をつくろう―骨粗鬆症の予防
日本健康運動指導士会 編　1748円
骨粗鬆症の原因と予防の心がけを豊富な写真と共に詳解. 健康運動指導士著.

スリーステップ栄養アセスメントを用いた
在宅高齢者食事ケアガイド
―脱水, PEM, 摂食・嚥下障害, 褥創への対応―
在宅チーム医療栄養管理研究会 監修
蓮村・佐藤・塚田 編　2400円
在宅高齢者食事ケアに必要な基本知識をQ&A, 実例を交えわかりやすく解説.

はつらつシルバーメニュー
ヘルスアドバイザー・よこはま みのり会　2200円
高齢者の健康の鍵は食生活. 食事のポイントと簡単で楽しいカラー献立満載.

老人ホーム・在宅介護のための
治療食・介護食ガイド
藤沢・三橋・杉橋・椎野・佐原・角田 編著　2800円
食事の作り方・工夫, 衛生管理, 援助事例, 治療食・行事食の展開例等を解説.

福祉施設の行事食ガイド
日本栄養士会 全国福祉栄養士協議会 編　2300円
幼児から高齢者まで楽しめ, カラー写真とイラスト満載の四季折々の行事食.

高齢者の疾病と栄養改善へのストラテジー
―エビデンスに基づく対策とチームワーク―
齊藤昇・高橋龍太郎 編　6000円
エビデンスに基づく高齢者の疾病治療, チーム医療, 栄養管理について詳述.

食事と心疾患
M.Ashwell 著　近藤和雄 監訳　2400円
動脈硬化性疾患の先進国である英国で書かれた, 食事因子についての翻訳書.

健康日本21と栄養士活動
日本栄養士会 編　2800円
「健康日本21」をわかりやすく解説. その中での栄養士の役割, 課題を示唆.

日本人の食事摂取基準[2005年版]の活用
―特定給食施設等における食事計画編―
(独)国立健康・栄養研究所 監修　1400円
食事摂取基準について各特定給食施設の活用を解説. 食品構成も掲載.

厚生労働省
平成16年国民健康・栄養調査報告
健康・栄養情報研究会 編　3200円
国民の栄養素等摂取状況, 身体状況, 生活習慣の現状を知る資料.

「食事バランスガイド」を活用した栄養教育・食育実践マニュアル
日本栄養士会 監修　武見ゆかり・吉池信男 編　2800円
「食事バランスガイド」の活用方法を管理栄養士・栄養士向けに示した解説書.

表示はすべて本体価格で, 消費税が別に加算されます.